ANDERS NICHT FALSCH

MARIA ZIMMERMANN

12. Auflage

Texte: Maria Zimmermann
Lektorat: Iris Halbritter
Korrektorat: Corinne Hügli
Idee, Satz, Gestaltung und Illustrationen: Maria Zimmermann
Druck: Finidr Ltd.

ISBN 978-3-905574-97-5

www.kommode-verlag.ch

MARIA ZIMMERMANN

ANDERS NICHT FALSCH

Kommode
Verlag

Für Norma, weil sie wissen wollte,
für wen das Buch ist.

INHALT

VORWORT

Im September 2020 erfuhr ich, dass ich im Autistischen Spektrum bin. Das war nicht nur für mich herausfordernd, sondern auch für mein Umfeld. Wir wussten alle nicht, dass es im Autistischen Spektrum Menschen wie mich gibt. Wir hatten eine Vorstellung, die durch die Medien und unser Unwissen geprägt war. Das Bild eines Klischees – wie es viele Menschen haben, denen ich von meiner Entdeckung erzähle.

«Aber du wirkst so normal ...», wird mir immer wieder gesagt, und «wir sind doch alle ein bisschen Autistisch». Ich weiss, nichts davon ist böse gemeint, sondern soll mir vermitteln, dass ich nicht alleine bin. Ich weiss auch, dass viele Menschen einzelne Autistische Züge haben, und ich weiss, dass viel mehr Menschen Autistisch sind, ohne es zu wissen. Ich weiss aber nie, wie ich damit umgehen soll.

Ich atme ein und atme aus.

Diese beiläufige Reaktion lässt meine Geschichte ausser Acht. Sie lässt ausser Acht, dass ich schon mein ganzes Leben lang wahnsinnige Schwierigkeiten habe, mein Leben in der neurotypischen Welt zu navigieren. Sie impliziert, nur weil ich nicht die Einzige mit diesen Schwierigkeiten bin und viele andere sie auch kennen, sei mir meine Andersartigkeit nicht ständig schmerzlich vor Augen geführt worden.

Schon als Kind wurde ich in unzählige Therapien geschickt. Von Psychotherapie bis Auratherapie. Mit 25 begann ich eine Psychoanalyse und lernte dort, meine Gedanken und Gefühle besser in Worte zu fassen. Bei den Beschwerden, die ich im Alltag erlebe, hat sie wenig geholfen. Ich lebte mit dem Gefühl, dass ich mich einfach mehr anstrengen müsse, damit es mir besser geht und die Schuldgefühle und depressiven Phasen weniger werden.

Die Reaktion lässt ausser Acht, dass ich wenige Augenblicke zuvor dem Menschen das Vertrauen geschenkt habe, meine neurologische Eigenheit zu teilen. Der Satz impliziert, dass ich kein Recht darauf hätte, das Leben schwierig zu finden, dass ich mal nicht so schwierig tun solle. Meistens folgt darauf Aufklärungsarbeit von meiner Seite. Ich muss argumentieren, rechtfertigen und überzeugen. Ich muss dem Menschen das Gefühl geben, dass das ja schon auch stimmt, aber dass das eben bei mir etwas anders ist. Dass ich nicht einfach ein bisschen Autistisch bin, sondern ganz. Auch wenn ich nicht Autistisch wirke. Es hat lange gedauert, bis ich realisierte, dass nicht alle Menschen so viel Energie dafür aufwenden müssen, zu sein, dass sie einfach wissen wie. Ich weiss es nicht.

Seit der Entdeckung ist viel passiert. Vieles macht plötzlich Sinn, nicht nur im Heute, sondern auch in meiner Kindheit. Und die Frage bleibt: Wieso wurde das nicht früher bemerkt? Viele Jahre lang trug ich Schuldgefühle in mir. Das Leben war für mich schwierig und erschöpfend. Ich habe mich so angestrengt, normal zu sein, mich anzupassen und bin doch immer und immer wieder gescheitert. War zu kompliziert, zu auffällig, verletzend, undankbar, arrogant, rücksichtslos, daneben, seltsam, habe das Falsche gesagt, getan, den falschen Gesichtsausdruck gehabt, habe und wurde missverstanden. Ich gab mir die Schuld dafür, dass ich es nicht auf die Reihe kriege, wie «die anderen» durch die Welt zu gehen. Ich hatte Angst, dass ich mir nur einbilden würde, dass es schwierig sei, dass ich keine Berechtigung dafür hätte, es anstrengend zu finden. Ich sass vor einem Puzzle mit 1000 Teilen und habe verzweifelt versucht, es zu lösen. Mit der Entdeckung war es, als hätte ich zum ersten Mal den Schachteldeckel gesehen. Das Bild, wie all die Teile zusammenhängen, wie das grosse Ganze aussieht. Es gab Antworten. Es wurde fassbar. Ich konnte endlich konkret damit umgehen. Meine Therapeutin auch. Für ihre Unterstützung und Begleitung auf diesem Weg bin ich ihr unendlich dankbar.

Autismus ist ein Spektrum, kein zweidimensionales, sondern eher ein drei-, vier-, vieldimensionales. Alle Autistischen Personen sind irgendwo in diesem Spektrum platziert. So müssen alle für sich herausfinden, wo sie zuhause sind. Wer eine Autistische Person kennt, kennt nur eine Autistische Person.

Dieses Buch ist ein Werkzeug, um zu erklären, wie ich die Welt wahrnehme. Eine Welt, die intensiver ist, meistens lauter, aber immer bunter.

Ich habe in Gesprächen oft versucht, ein verständliches Bild zu kreieren, es ist mir aber nie ganz so ausführlich und strukturiert gelungen, wie ich es gerne gehabt hätte. Mir ist auch kein Buch in die Hände gefallen, das ich hätte weiterempfehlen können. Entweder waren die Bücher zu spezifisch oder zu allumfassend oder zu banal oder zu lang oder sie waren auf Kinder fokussiert oder sehr pathologisch. Also habe ich selbst versucht, ein zugängliches Buch zu schreiben und zu gestalten.

Dies soll keinesfalls ein wissenschaftliches Buch sein. Auch kein allumfassendes. Es geht nicht um Autismus im Allgemeinen, obwohl ein bisschen auch. Es geht um meinen Autismus.

Ich hoffe, damit ein bisschen mehr Verständnis zu schaffen, damit wir alle besser zu uns selbst und zu anderen sein können.

In diesem Buch benutze ich den Ausdruck «Menschen im Autistischen Spektrum», damit sind nicht alle Menschen im Autistischen Spektrum gemeint. Das Autistische Spektrum ist weit, keine Autistische Person ist wie die andere, und es darf nicht verallgemeinert werden.

Die Suche nach der Bezeichnung «Menschen im Autistischen Spektrum» war intensiv, durch viele Diskussionen begleitet, und ich habe den Begriff viele Male geändert. Das Spektrum ist «Autistisch», es ist nicht das Spektrum des Autismus. Das A ist grossgeschrieben, als eine Aneignung des Begriffs, weg davon, wie wir von anderen beschrieben werden, hin zu Autistisch als einem Teil meiner Identität, auf den ich stolz bin. Ich bin im Autistischen Spektrum, nicht auf dem Spektrum. Es ist nicht etwas, woraus ich nach Belieben aussteigen kann, es ist nicht zweidimensional und flach. Es ist vieldimensional, und ich befinde mich darin.

Weiter habe ich versucht, eine nicht wertende, entstigmatisierte Sprache zu verwenden, die Autismus nicht als defizitäre Krankheit ansieht, sondern als Eigenheit des menschlichen Daseins. Auch in der Hoffnung, dass die Lesenden ihren eigenen Sprachgebrauch hinterfragen.

Entdeckung, nicht Diagnose. Merkmal, nicht Symptom. Autistisch sein, nicht Autismus haben. Sensorische Sensibilität, nicht Sensorische Verarbeitungsstörung. Eigenheit, nicht Schwierigkeit. Kompliziert, nicht erschwert. Ungewöhnlich, nicht beschränkt.

Anders, nicht falsch.

1. DEFINITION

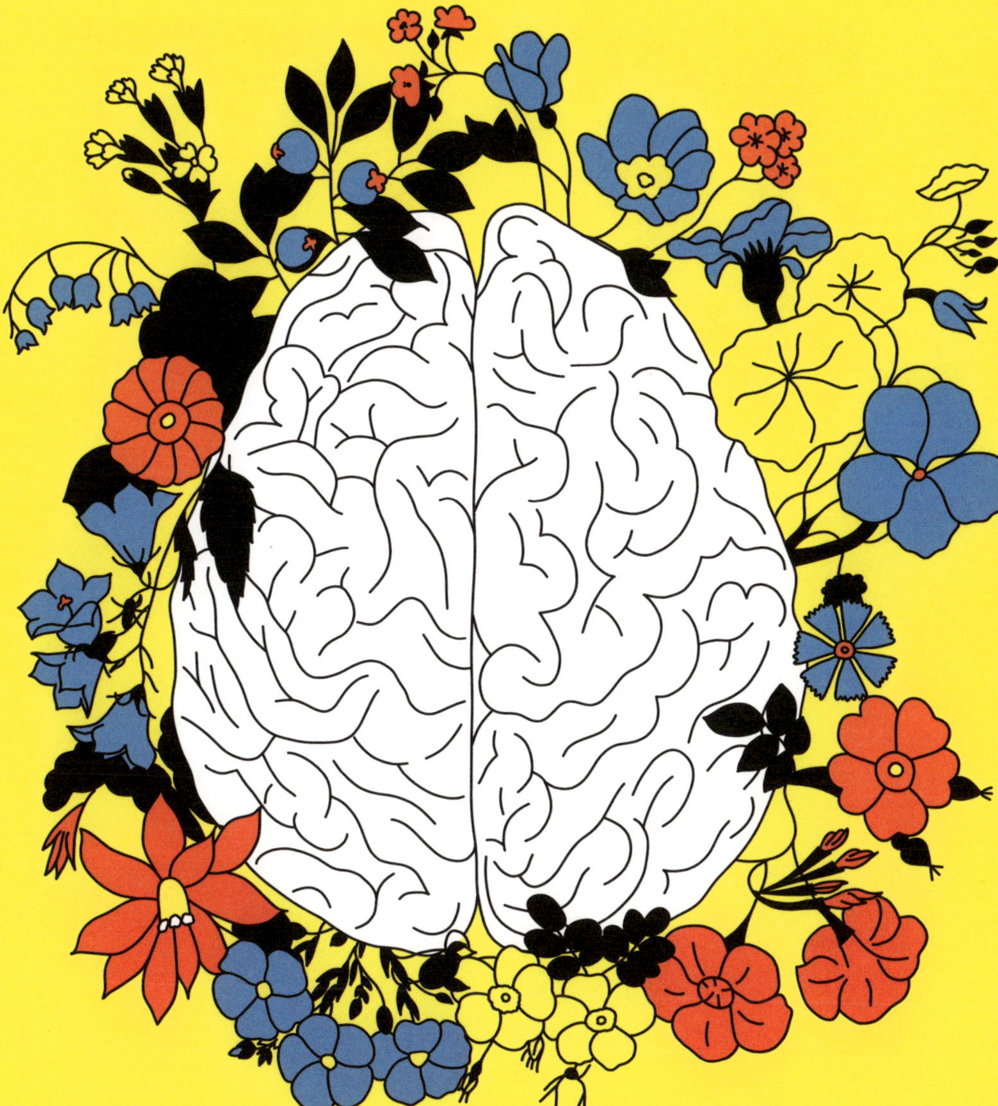

Am einfachsten wird Autismus als

EIN ANDERES WAHRNEHMEN UND BEGREIFEN UND KOMMUNIZIEREN MIT DER WELT

beschrieben. Wie mittlerweile viele Eigenheiten des menschlichen Daseins, ist Autismus ein Spektrum.

Nicht so ein Spektrum ...

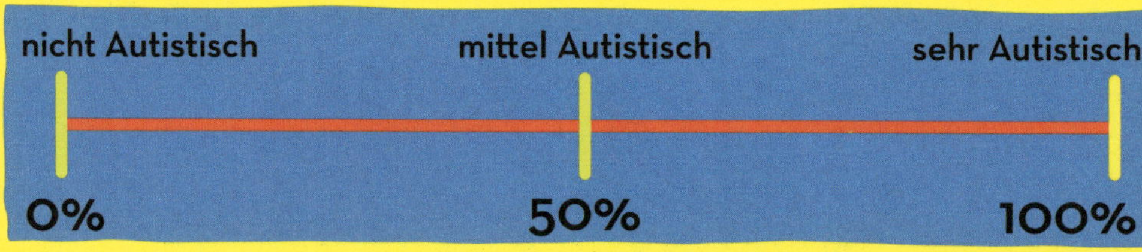

Sondern eher
so eines ...

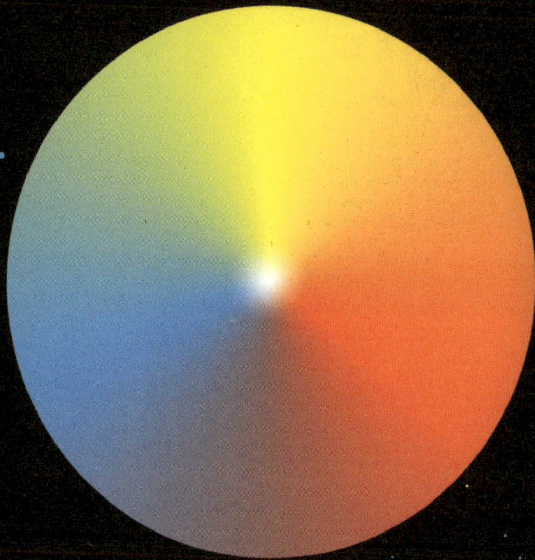

Oder vielleicht sogar eines ohne
Dimension und Begrenzung, wie ein All.

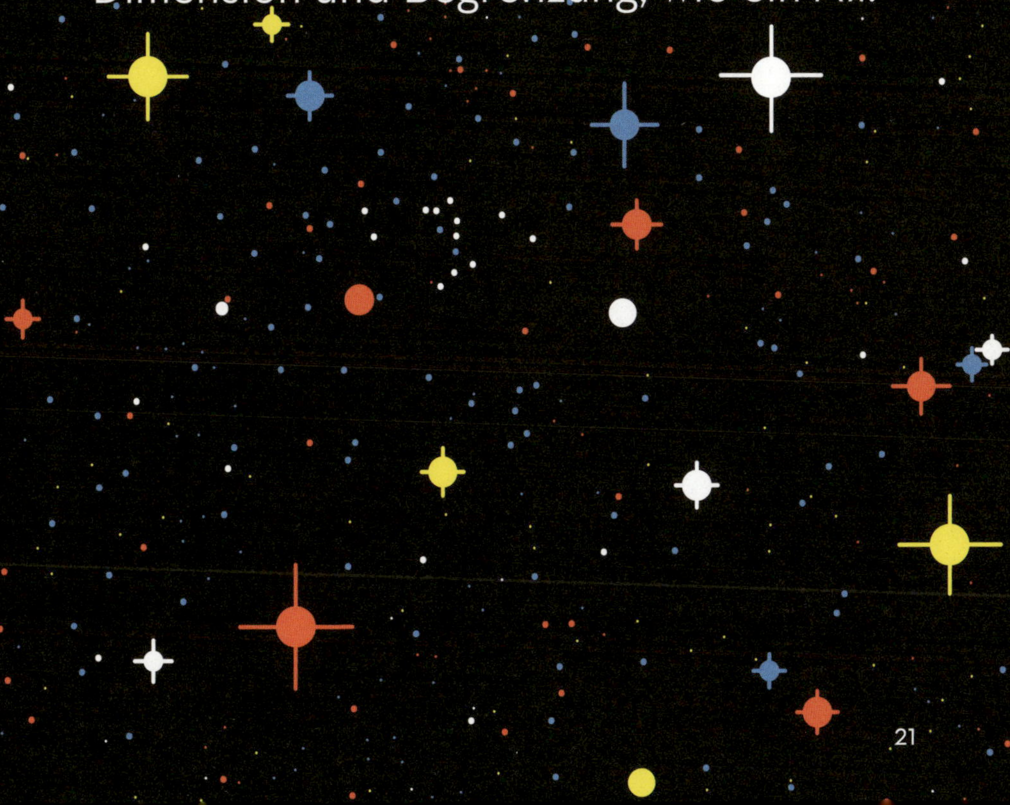

Eine in ihrer Intensität und Konzentration ungewöhnliche Faszination für bestimmte Themen, also **ENTHUSIASMEN**

SENSORISCHE SENSIBILITÄT gegenüber Reizen wie Geräuschen, Berührungen, Geschmack und Geruch, visuellen Eindrücken und Schmerz

MOTORISCHE EIGENHEITEN, die sich beispielsweise in Ungeschicklichkeit oder einer unbeholfenen Gangart zeigen

Ungewöhnliche **KOGNITIVE FÄHIGKEITEN** wie eine originelle Weise der Problemlösung, ein ausgeprägtes Interesse an Details und Logik, aber auch eine atypische Art, einen Dialog zu führen

Bevorzugen von klarer Kommunikation ohne versteckte Bedeutungen oder Hintergedanken, zugleich aber bemerkenswerte **SPRACHFÄHIGKEITEN**, wie eine grosse Liebe zu Wörtern und Bildmetaphern

Ein anderer Zugang zu **SOZIALEM VERSTÄNDNIS**

Ein komplizierterer Zugang zur Kommunikation und Kontrolle von **GEFÜHLEN**

AUTISMUS LEBT

empathielos
ausdruckslos
nonverbal
ausgeprägtes Vokabular
lärmempfindlich
hochsensibel
überstimuliert
Hyperfokus
schnell
Shutdown
irrational ängstlich
alle Gefühle

IN GEGENTEILEN

hyperempathisch
übertriebene Mimik
Redeschwall
Wortfindungsschwierigkeit
laut
völlig leer
unterstimuliert
Konzentrationsprobleme
langsam
Meltdown
rational pragmatisch
keine Gefühle

URSACHEN

Gibt es eine Ursache für Autismus?
In der Forschung werden

DAS GEHIRN UND DIE GENETIK

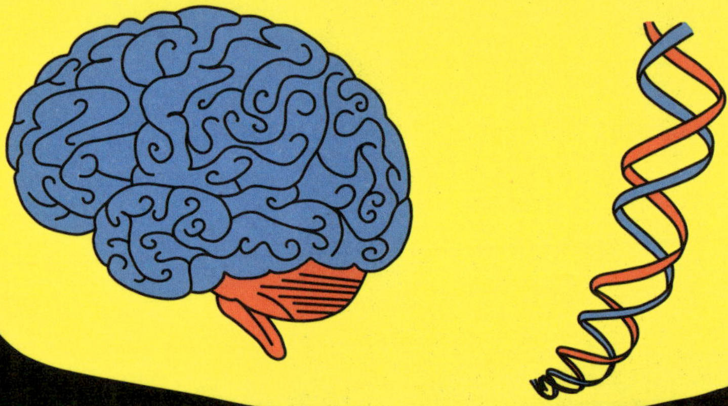

untersucht.

Es wird viel «angenommen» und «davon ausgegangen».

Für viele Menschen im Autistischen Spektrum sind die Ursachen nicht relevant oder sie werden aus Angst vor Eugenik abgelehnt.

KLAR IST,
IMPFUNGEN SIND
NICHT
DIE URSACHE.
DAS IST EIN
GEFÄHRLICHES,
FALSCHES
GERÜCHT.[2]

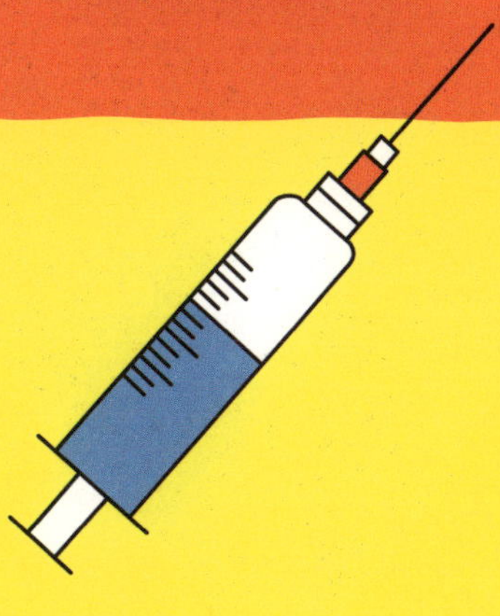

FUNKTIONIEREN

In Diskussionen über Autismus wird häufig von hochfunktionalem und niedrigfunktionalem Autismus gesprochen.

Auf einem vieldimensionalen Spektrum zwischen zwei Polen zu unterscheiden oder linear zu denken,

macht aber wenig Sinn.

NIEDRIGFUNKTIONAL

HOCHFUNKTIONAL

Es wird eine Wertigkeit hergestellt, die ohne Kontext existiert. Das Funktionieren wird an einer gesellschaftlich erfundenen Norm gemessen und beurteilt, die nichts über die Fähigkeiten und Schwierigkeiten des einzelnen Menschen aussagt. In diesem System wird die Fähigkeit, im kapitalistischen System zu funktionieren, bewertet, ohne den Menschen und seine Bedürfnisse zu betrachten. Es wird auch zwischen sichtbarem und unsichtbarem Autismus unterschieden. Die unsichtbaren Schwächen und unsichtbaren Stärken werden dabei komplett ausser Acht gelassen.

MEIN AUTISMUS IST UNSICHTBAR.

Die Schwierigkeiten, die ich in einer neurotypischen Welt habe, haben sich bisher genau deshalb so angefühlt, als würde ich sie mir nur einbilden und als hätte ich kein Recht, vieles schwierig zu finden.

Ich
kann

**ARBEITEN,
ALLEINE WOHNEN,
RECHNUNGEN BEZAHLEN,
MICH UM MEIN LEBEN KÜMMERN.**

Ich kann
funktionieren.

Nach aussen kann ich mich als «normale» Erwachsene präsentieren. Manchmal kann ich das so gut, dass mir nicht geglaubt wird, dass ich Hilfe brauche.

Um Hilfe zu bitten, fällt mir schwer. Ich bin immer noch dabei, es zu lernen.

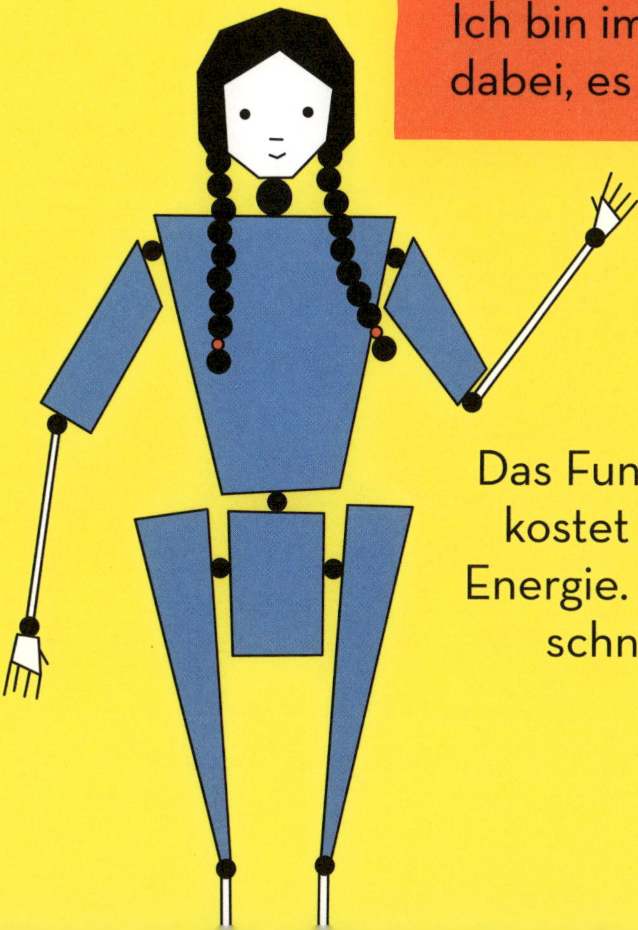

Das Funktionieren kostet mich viel Energie. Ich brenne schnell aus.

2. ENTDECKUNG

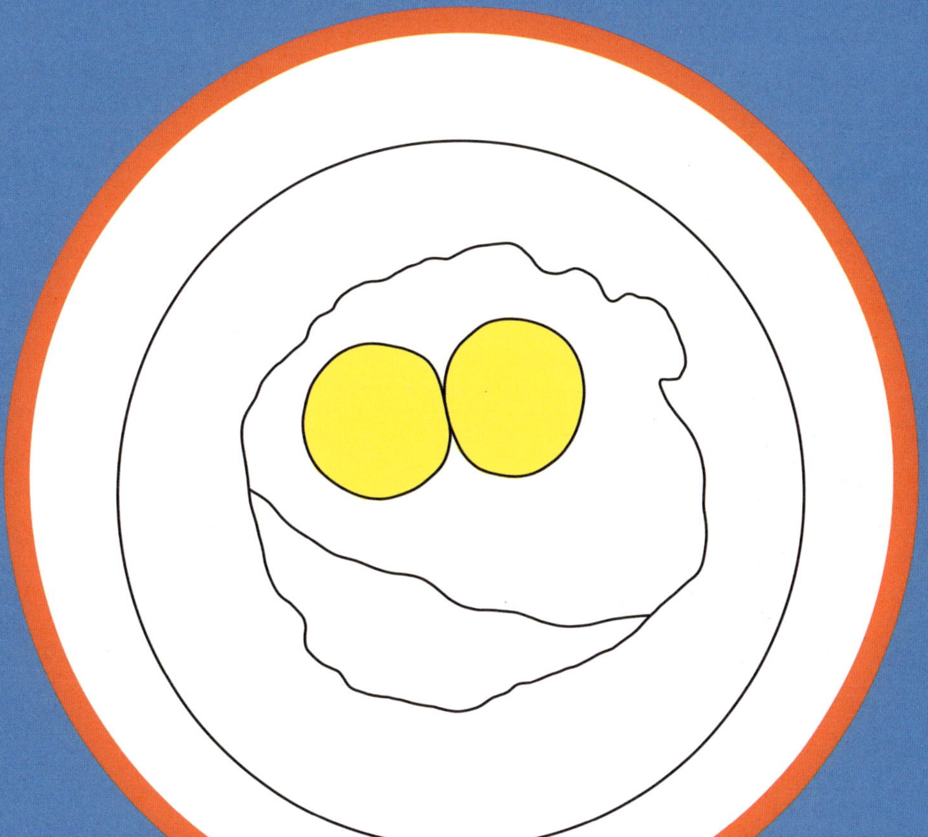

ABLAUF

Ich sass bei meiner Therapeutin und erzählte ihr von einem Gespräch mit meiner Schwester. Ich hatte eine Situation völlig anders verstanden als sie.

Meine Therapeutin fragte:

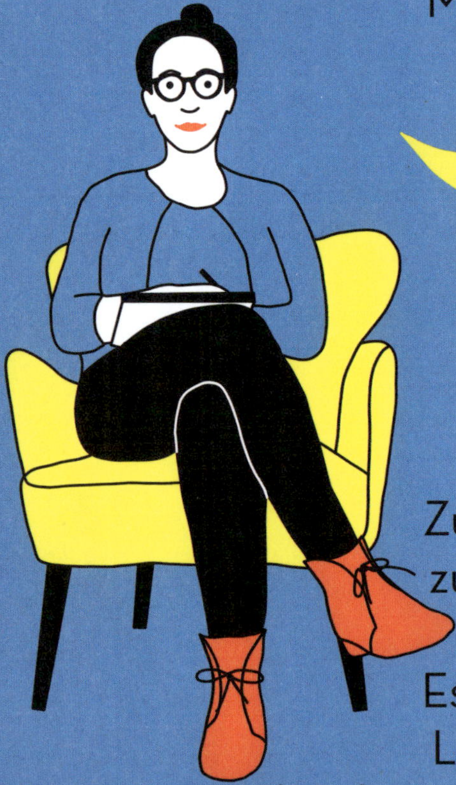

Zuhause recherchierte ich zum Thema «Autismus bei erwachsenen Frauen». Es war, als würde mir mein Leben erklärt werden. Als würde ich endlich verstanden werden. Ich sass lange in meiner Küche und weinte.

Meine Therapeutin meldete mich beim Autismuszentrum für eine Abklärung an.

Dort füllte ich den AUTISMUS-SPEKTRUM-QUESTIONNAIRE, den EMPATHIE-QUESTIONNAIRE und den SYSTEMIZING-QUESTIONNAIRE aus. Und machte die EXPLORATIONS-CHECKLISTE, den READING-MIND-IN-EYE-TEST, wurde von einer NEUROPSYCHOLOGIN untersucht und führte 5 GESPRÄCHE.

Am 14. Dezember war klar, ich bin im Autistischen Spektrum. Am Abend hatte ich

zwei Dotter in 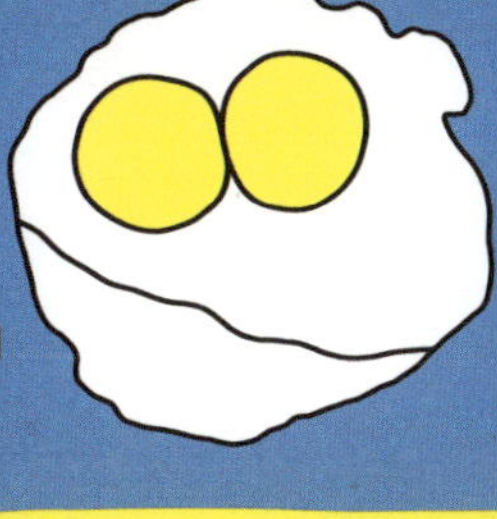 einem Spiegelei.

FRAUEN UND ENTDECKUNG

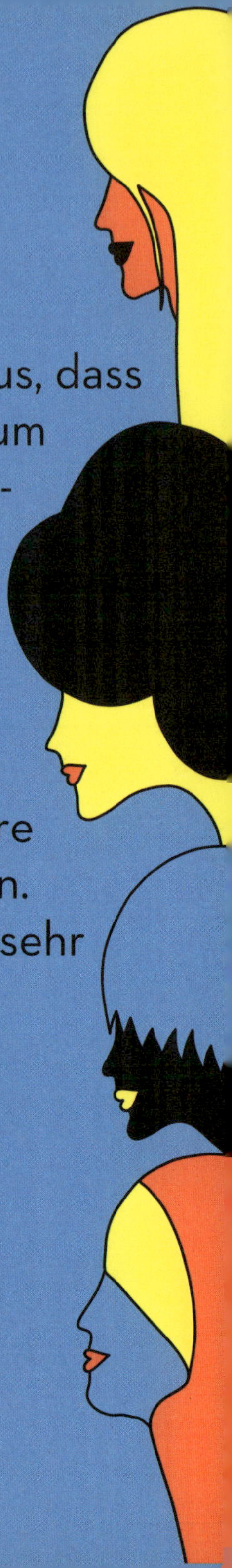

Früher ging die Forschung davon aus, dass nur Jungen im Autistischen Spektrum sein können. Später lag das Verhältnis bei 12:1, heute wird von 2:1 ausgegangen. Bei vielen weiblich sozialisierten Menschen wird erst spät entdeckt, dass sie im Autistischen Spektrum sind. Häufig erst im Erwachsenenalter oder wenn ihre Nachkommen diagnostiziert werden. Der Leidensweg ist dann oft schon sehr lang und von vielen Fehldiagnosen begleitet.[1]

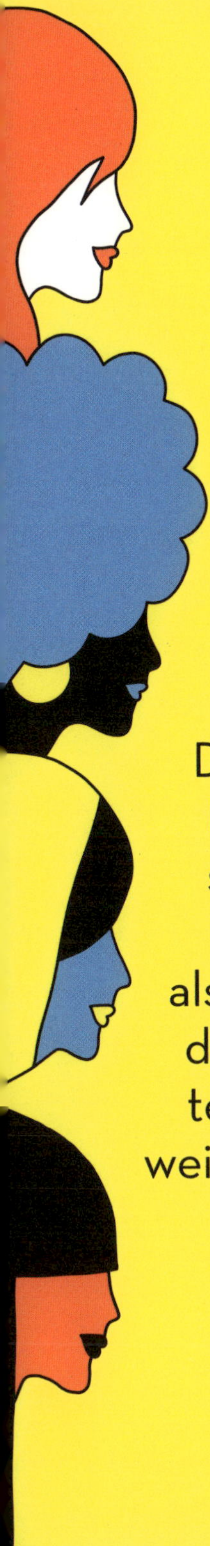

Die Gründe dafür sind nicht ganz klar. Frauen sind besser im Maskieren, da sie zu grösserer Anpassungsfähigkeit erzogen werden und ihre Interessen als gendertypisch wahrgenommen werden. Die Fragebögen und Diagnosekriterien basieren auf der Forschung mit weissen, männlichen, vermögenden und geschlechtskonformen Probanden.[2] Wie leider so oft.

Oder eigentlich fast immer!

Auch andere marginalisierte Gruppen werden missachtet. Schwarze werden zu 19% und Latinx gar zu 65% seltener als Autistisch entdeckt. Menschen, die nicht geschlechtskonform sind, fallen ebenfalls durch den Raster.[3] Der strukturelle Sexismus und Rassismus, der in Medizin und Gesellschaft herrscht, hindert so unglaublich viele Menschen daran, die Hilfe zu bekommen, die sie brauchen.

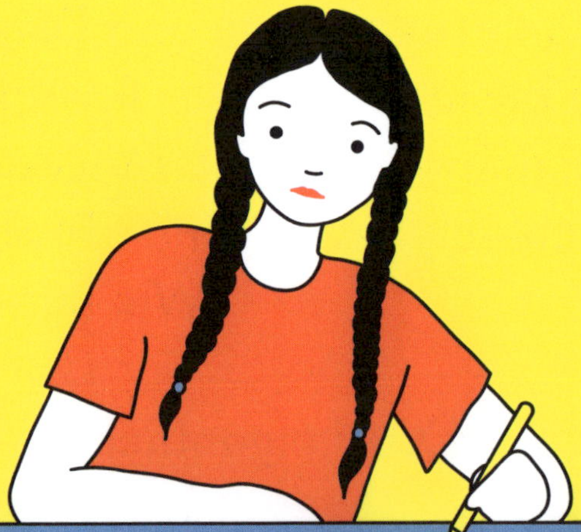

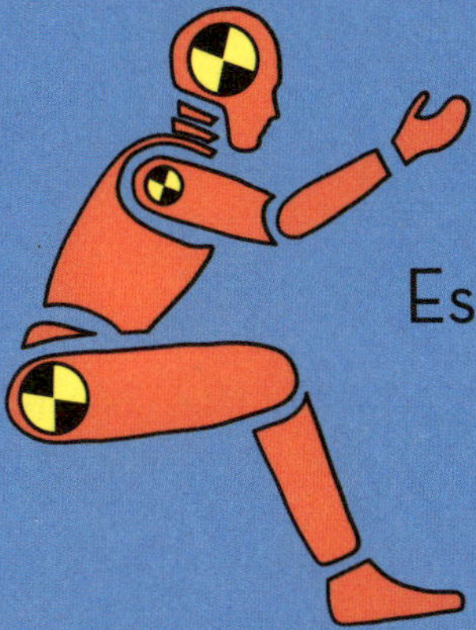

Es müssen alle in die Forschung einbezogen und die «Norm» muss abgeschafft werden.

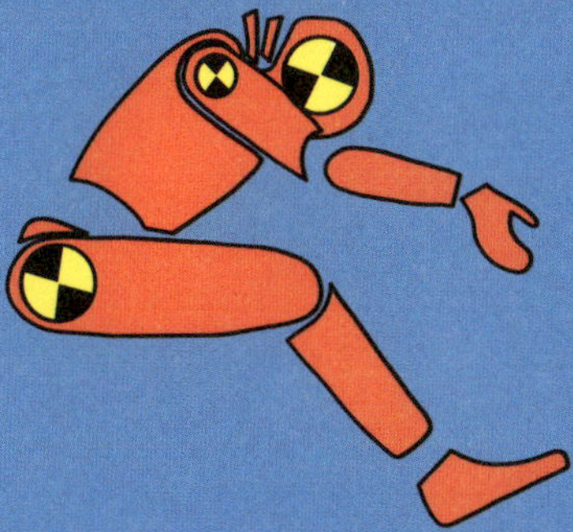

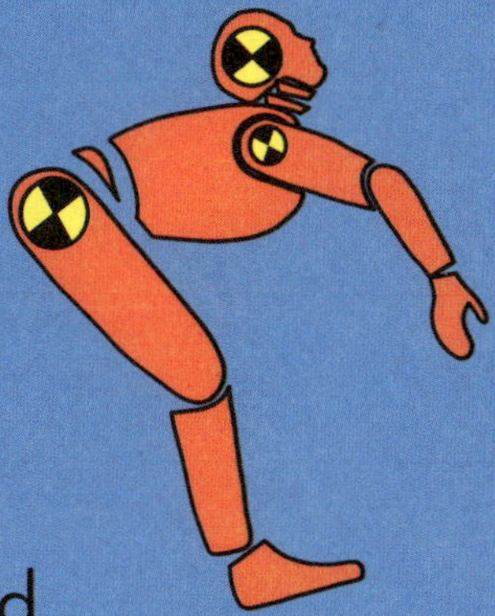

Damit nicht mehr nur ein Teil der Gesellschaft den Standard für die gesamte Menschheit setzt.

3. ENTHUSIASMEN

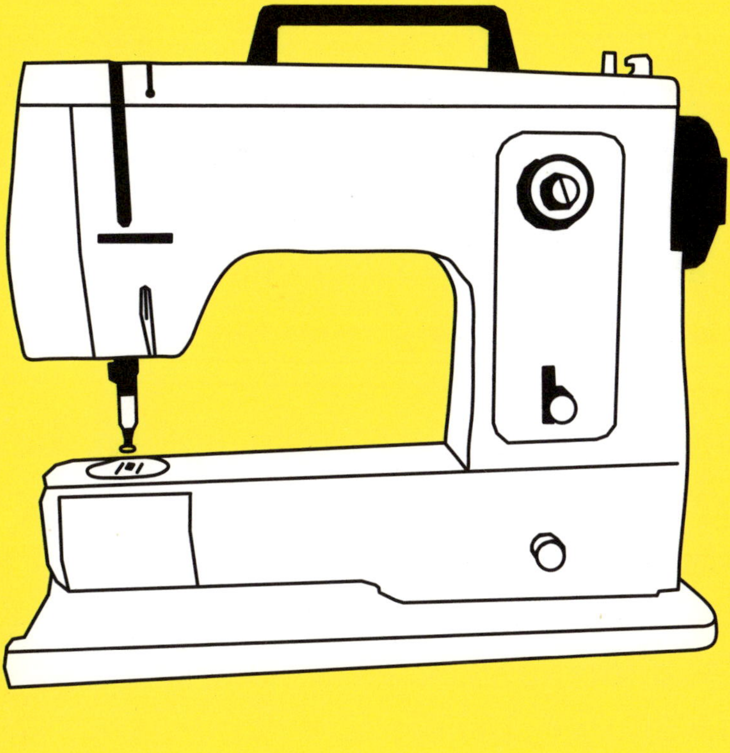

Enthusiasmen zeigen sich bei Menschen im Autistischen Spektrum durch eine ausgeprägte Fähigkeit, sich in Fachgebiete zu vertiefen und diese autodidaktisch zu erlernen.[1] Weil die Realität oft schwer zu ertragen ist, sind solche speziellen Interessen oft eine Möglichkeit, dieser zu entfliehen. Sie werden meistens von einem unstillbaren Wissenshunger oder Tatendrang begleitet und erlauben es, vollkommen abzutauchen und sich aufzuladen.

Einem Enthusiasmus nachzugehen, bedeutet, darin zu verschwinden. Es entsteht eine durchdringende Konzentration. Nach dem Auftauchen kann es eine Weile dauern, bis die Realität zurückkehrt und die Sinne ganz im Hier und Jetzt sind.

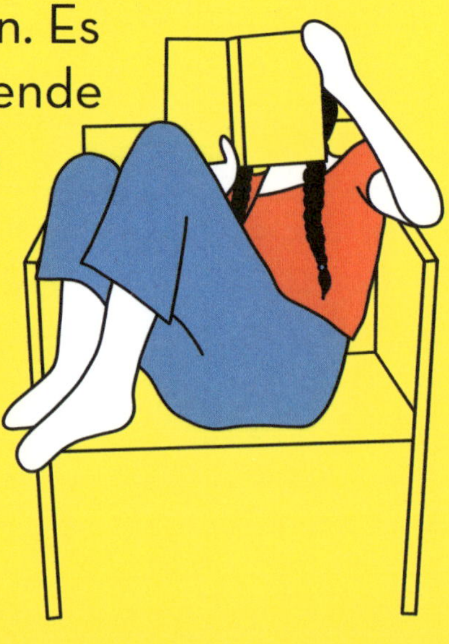

Von einem Enthusiasmus zu erzählen, erfüllt mich mit so viel Freude, dass ich manchmal nicht weiss, wann es zu viel ist. Deshalb schwieg ich lange darüber und teilte weder meine Interessen noch mein Wissen. Bei mir wechseln viele Enthusiasmen oft, manche bleiben vermutlich für immer.

Mich haben eine Zeit lang Filme wahnsinnig interessiert, darauf folgte Harry Potter, dann die englische Sprache.

Allgemein habe ich einen grossen Wissensdrang und liebe es, Neues zu lernen. Wenn ich eine Frage nicht beantworten kann, mich die Antwort aber interessiert, muss ich diese unbedingt finden.

Haben Spatzen Freunde?

Ja, sie leben in Clans.

Wohin bringen Ameisen ihre toten Genossen?

Auf den Müll.

Was ist das für ein Baum?

Eine Buche.

Wie war das Jahr ohne Sommer?

1815 und die folgenden Jahre waren nass und voller Hunger.

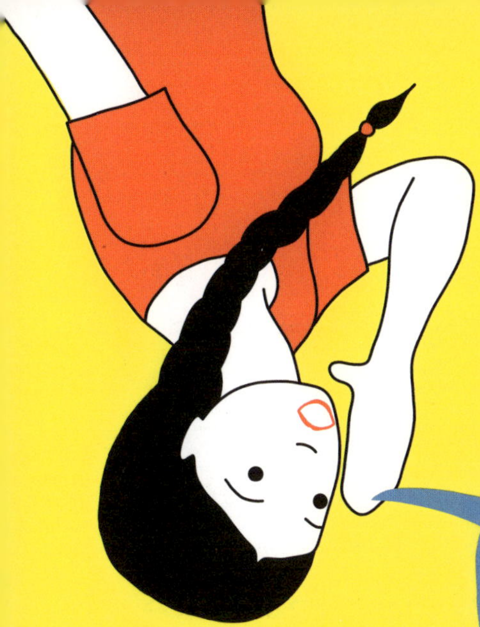

Der Satz

Ich habe einen Podcast gehört und …

ist inzwischen fest in meinen alltäglichen Sprachgebrauch integriert.

WÖRTER

Sobald ich zu lesen gelernt hatte, gab es kein Halten mehr. Ich verschlang alles, was mir vorgesetzt wurde. Jeden Samstag fuhren meine Eltern mit mir ins «Brockenhaus» (Trödelgeschäft) und kauften einen Sack neuer Bücher, welche ich im Verlauf der Woche las. Im Nachhinein realisiere ich, dass das Lesen die einzige Beschäftigung war, bei der ich regulieren konnte, welche und wie viele Reize ich aufnehme. Hinzu kommt, dass ich dabei viel über die Welt lernen konnte.

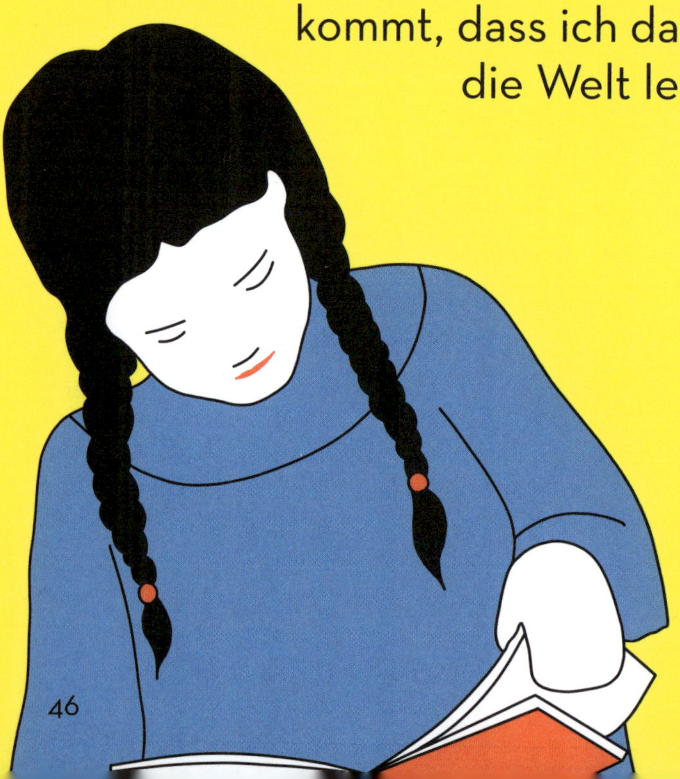

Es gibt als Kind so viele Bilder von mir beim Lesen. Wenn ich bemerkt habe, dass ich fotografiert werde, also in meiner Welt gestört werde, habe ich Todesblicke verteilt.

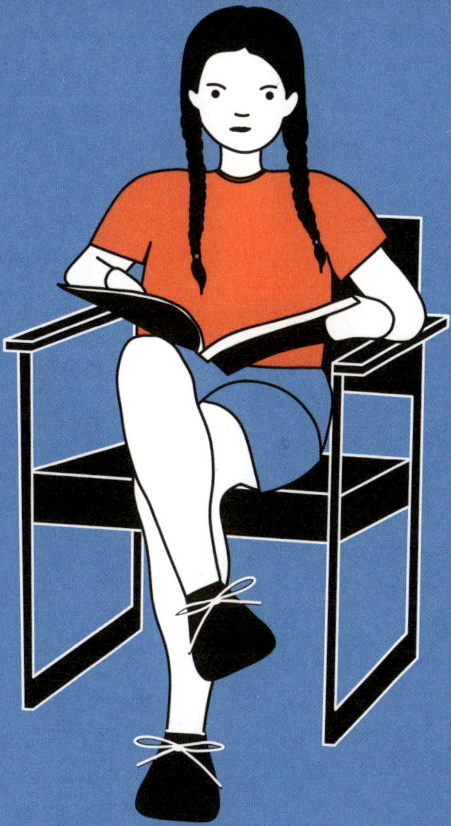

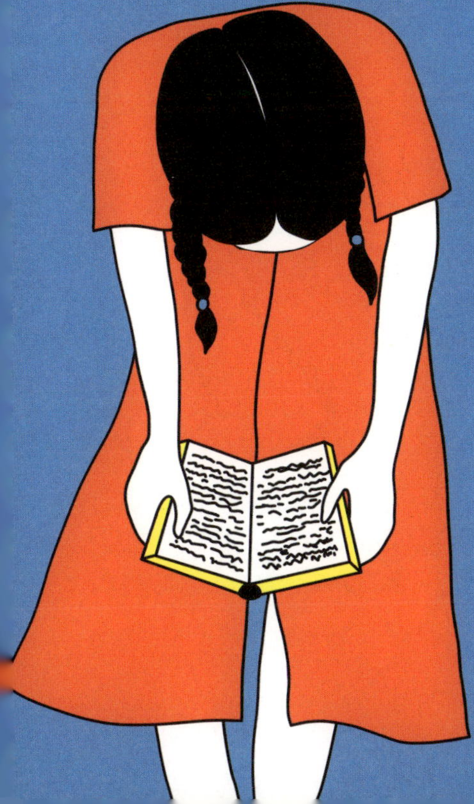

BÜCHER, SÄTZE, WÖRTER;

WAS FÜR EINE WUNDERBARE WELT.

GESTALTUNG

Schon früh merkte ich, dass das Gestalten in jeder Form meine grosse Liebe ist. Sei es mit Stoff, Papier, Holz, Metall oder mit was auch immer mir in die Hände kam.

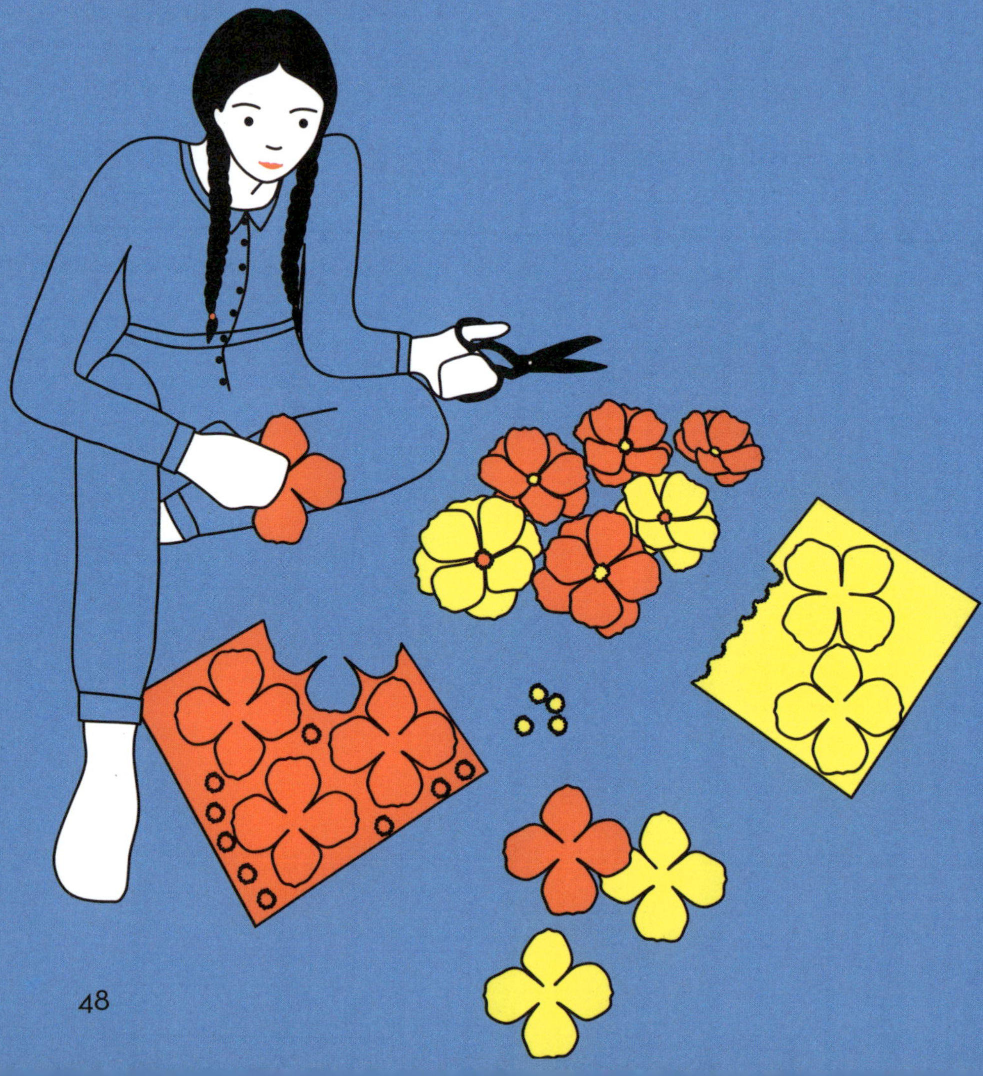

Mit der Zeit hat sich ein grosses Interesse am Textilen herauskristallisiert, spezifisch am Sticken. Wenn ich gerade von einem Projekt gefesselt bin, kann ich eine wahnsinnige Konzentration und Hingabe aufbringen.

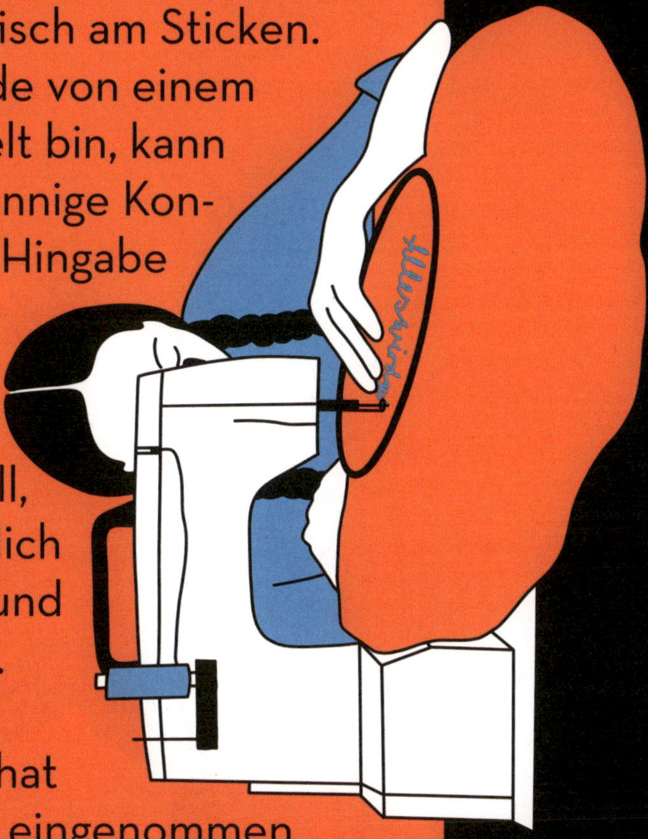

Da vergesse ich dann schnell, dass ich eigentlich essen, trinken und pinkeln müsste.

Kein Interesse hat mich je so sehr eingenommen wie die Entschlossenheit, mit der ich Fäden zu Bildern mache.

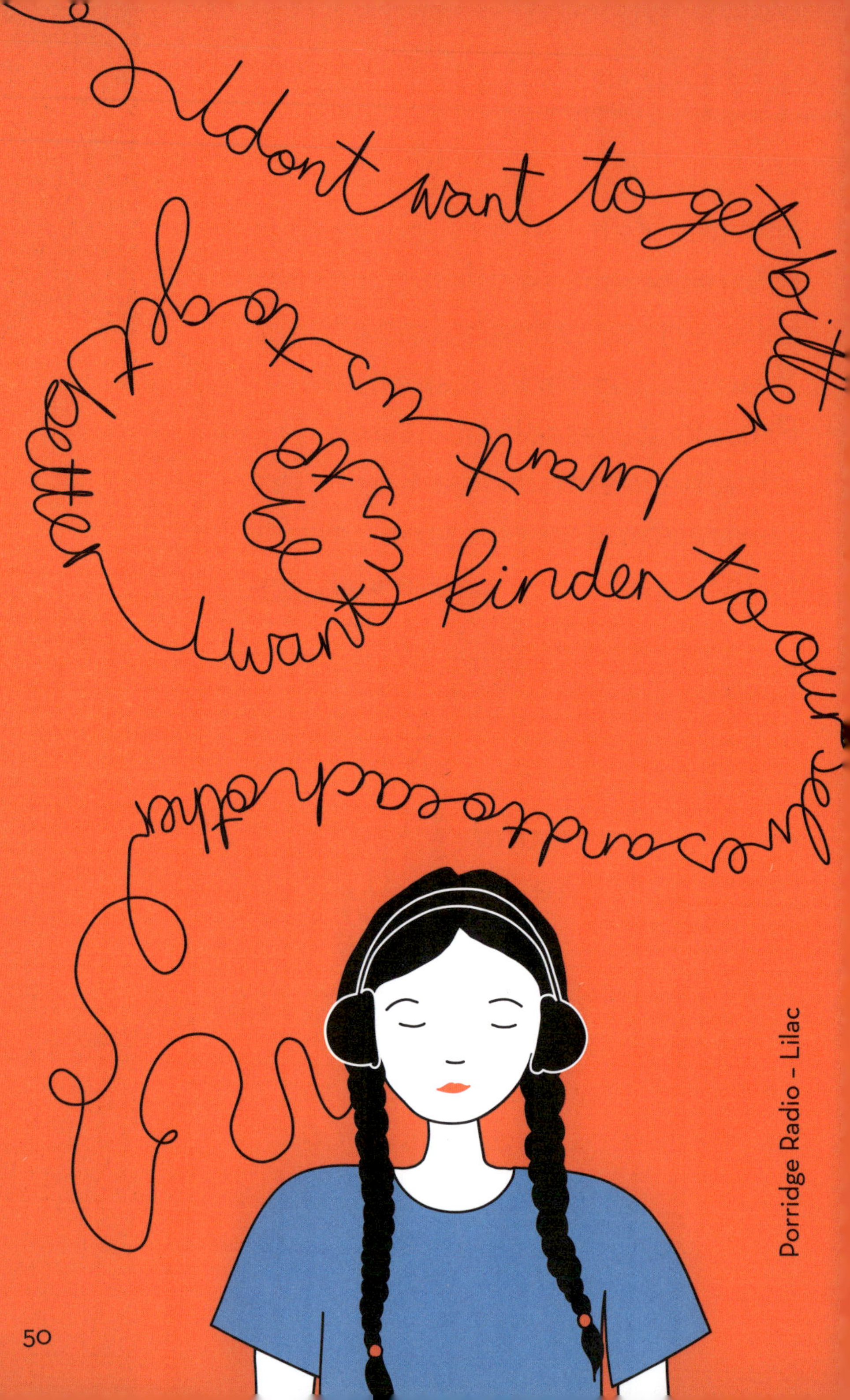

Porridge Radio - Lilac

MUSIK

Mit meinem ersten Discman erhielt ich die Möglichkeit, durch Musik die auditiven Reize der Welt zu regulieren – seither ist sie eines meiner wichtigsten Werkzeuge.

Musik schafft eine Blase um mich herum, wenn ich mich zurückziehen muss, und erleichtert mir den Zugang zu meinen Gefühlen.

Gleichzeitig besteht Musik aus vielen Systemen, die ich lernen und verstehen kann.

JEDES LIED,
JEDES ALBUM,
JEDE BAND,
JEDES GENRE,
JEDE BEWEGUNG.

4. KOGNITIVE FÄHIGKEITEN

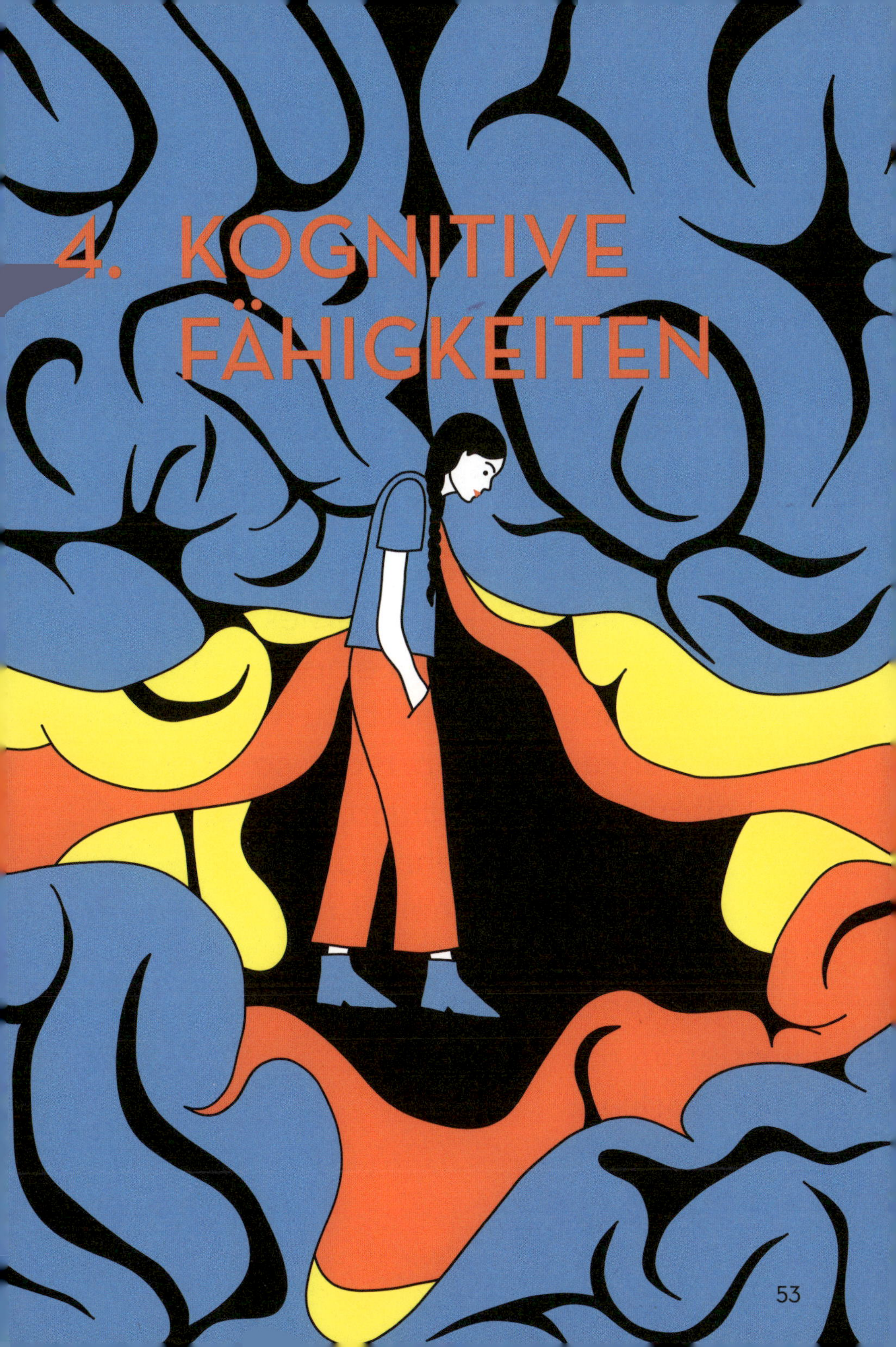

Menschen im Autistischen Spektrum denken anders. Das kann zu aussergewöhnlichen Ideen und Entdeckungen führen, bringt aber Schwierigkeiten mit gesellschaftlichen Erwartungen mit sich, weil der Weg dorthin oft ein ungewohnter ist.

Das Autistische Gehirn hat manchmal mehr konzeptuelle Fähigkeiten, als es verarbeiten kann, gleichzeitig hat es einen kleineren Arbeitsspeicher. Das heisst, zu verarbeitende Gedanken können nicht so lange behalten werden, deshalb kann es länger dauern und mehr Stützen erfordern, um zu einem Ergebnis zu kommen. Das Langzeitgedächtnis wiederum ist oft sehr stark ausgeprägt.[1]

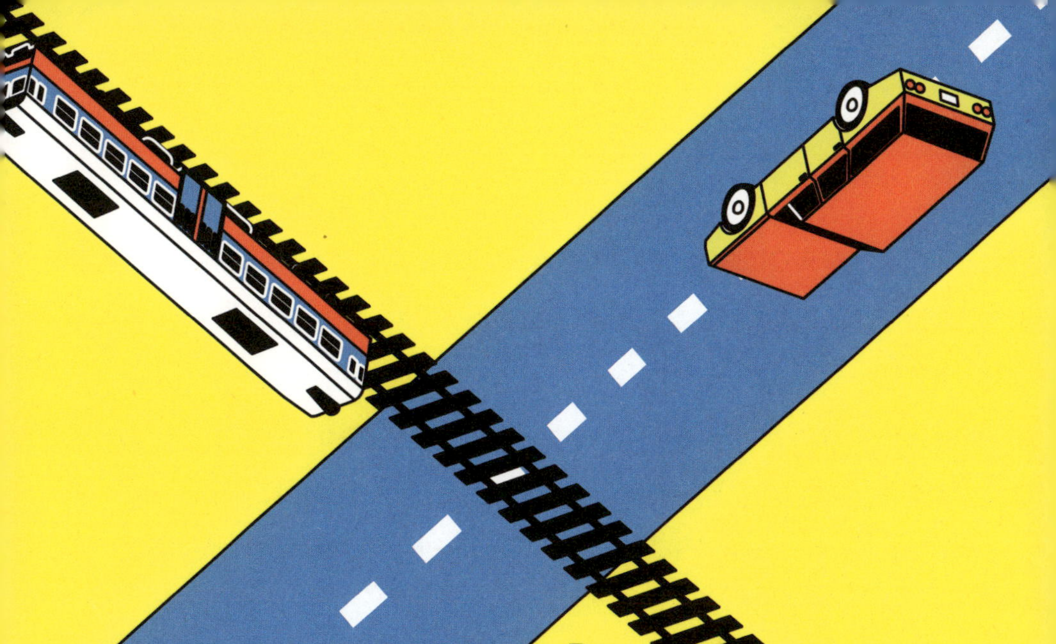

Die Fähigkeit zum flexiblen Denken kann mit dem Vergleich zwischen einem Auto und einem Zug veranschaulicht werden. Eine Person im Autistischen Spektrum denkt eher wie ein Zug auf einem Gleis. Ein Gleiswechsel ist oft schwierig und selten ohne äusseren Einfluss oder konkrete Hilfe bewältigbar. Ein neurotypisches Gehirn ist eher ein Auto mit Vierradantrieb. Es kann nach Belieben die Spur und Richtung wechseln.[2]

Dies könnte auch als Trägheit beschrieben werden. Bin ich als Masse mal in Bewegung, fällt es mir schwer, anzuhalten. Habe ich angehalten, fällt es mir schwer, in Bewegung zu kommen.
Ich kann mich auch an sehr viele Details erinnern. Ich weiss, was ich anhatte, als ich dort ein Eis essen war. Ich kenne so viele Namen und Geschichten von Menschen, die ich eigentlich nicht kenne. Einfach, weil es mir mal gesagt wurde. Wenn mein Gehirn einem Gedankengang folgt, ist es schwer, aufzuhören.

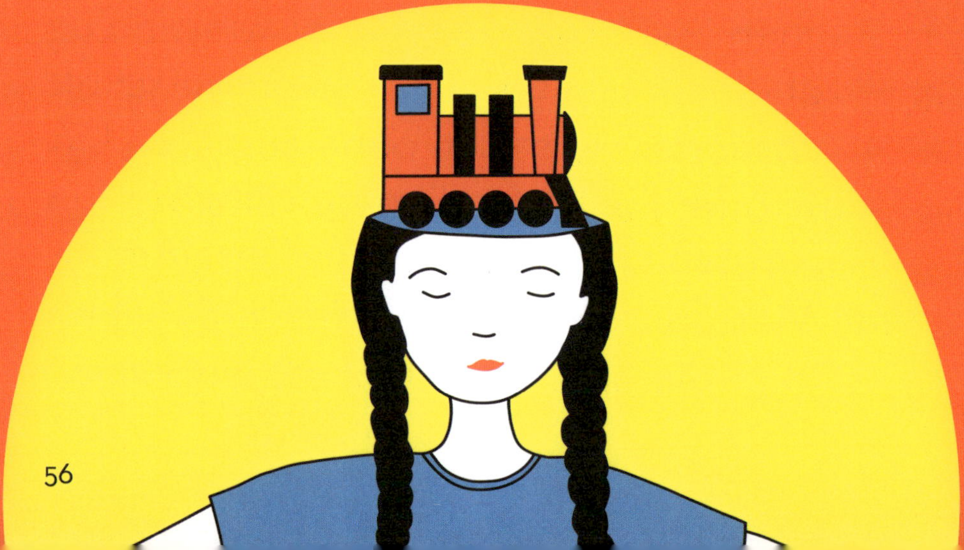

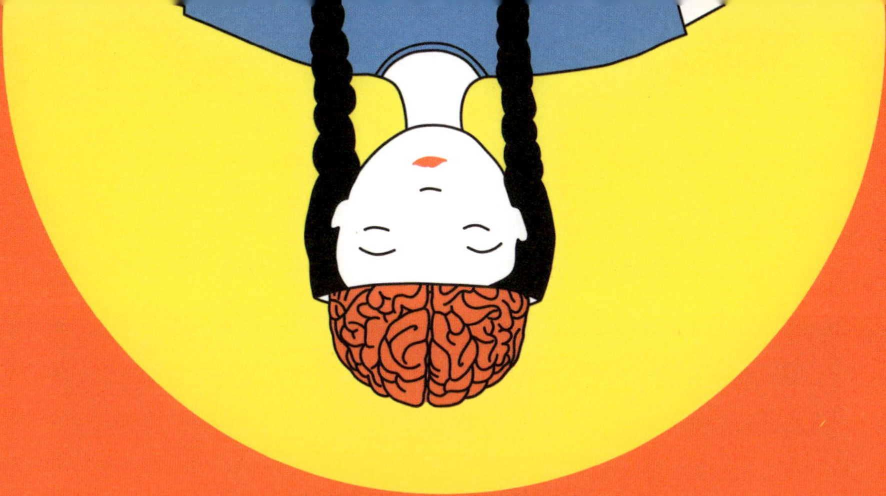

ZENTRALE KOHÄRENZ

DAS VERMÖGEN, INFORMATIONEN ZU EINEM SINNVOLLEN, ZUSAMMENHÄNGENDEN GANZEN ZU INTEGRIEREN.[3]

Neurotypische Menschen nehmen grundsätzlich eher das grosse Ganze wahr. Menschen im Autistischen Spektrum achten zuerst auf die Details.

Dies kann gut mit dem

BOTTOM-UP-VERFAHREN

erklärt werden.

Bevor das grosse Ganze erkannt wird, müssen erst alle Details und Fragen geklärt werden. Das dauert zwar länger, aber so werden vielleicht Einzelheiten und Verbindungen erkannt, die sonst verborgen bleiben würden.[3]

Das zeigt sich nicht nur im Denken, sondern auch in den sozialen und sprachlichen Eigenheiten. Es kann sein, dass ich einen Raum betrete und erst alle Details verarbeiten muss (also Licht, Kleider, Mobiliar, Gerüche, Beziehungen zwischen den Menschen etc.), bevor die Menschen und die Gespräche relevant werden.[4] Oft komme ich Tage später noch einmal auf Gesprächsthemen zurück, weil ich erst gründlich darüber nachdenken musste.

VORSTELLUNGS-VERMÖGEN

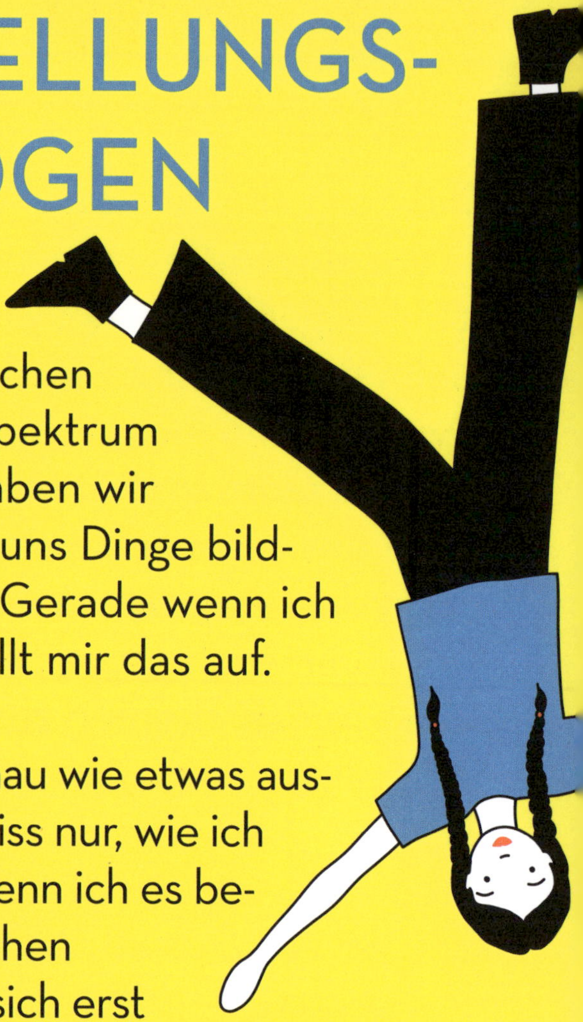

Auch wenn die meisten Menschen im Autistischen Spektrum visuell denken, haben wir manchmal Mühe, uns Dinge bildhaft vorzustellen. Gerade wenn ich kreativ arbeite, fällt mir das auf.

Ich weiss nicht genau wie etwas aussehen wird, ich weiss nur, wie ich mich fühlen will, wenn ich es betrachte. Das Aussehen passiert und klärt sich erst im Prozess. Ich kann mir auch nicht so gut Geschichten ausdenken und improvisieren. Konkrete Dinge, die ich gut kenne, kann ich mir im Detail vor Augen führen.

Unkonkrete gar nicht.

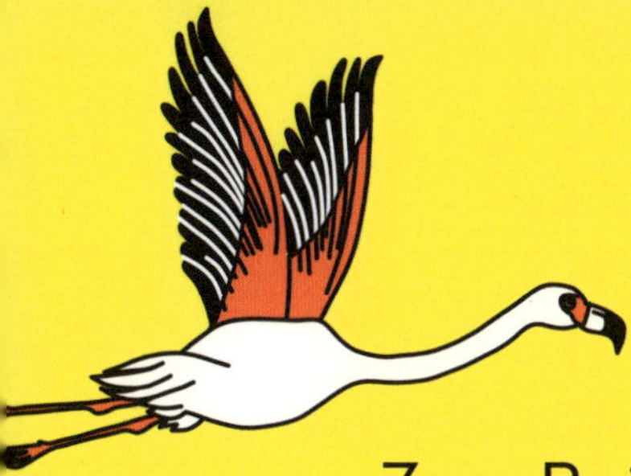

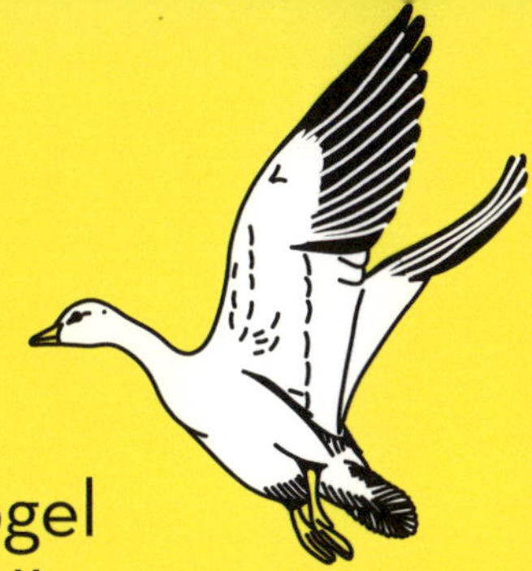

Zum Beispiel: Einen Vogel
kann ich mir nicht vorstellen.
Einen Spatz aber schon.

Auch Zeichnungen kann ich nicht einfach
aus dem Kopf machen.

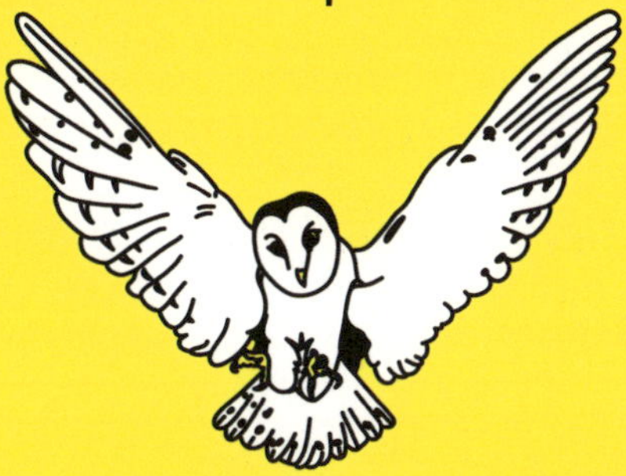

Ich brauche Referenzbilder und
Ideen, daraus kann ich dann etwas
Eigenes kreieren. Ähnlich wie bei einer
Online-Bildersuche,
die in
meinem
Kopf passiert.

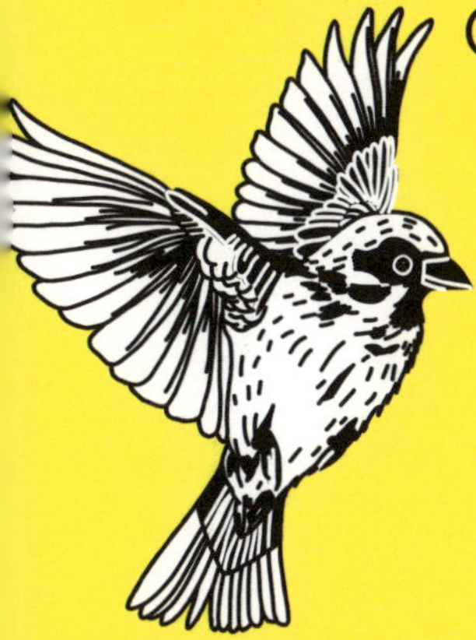

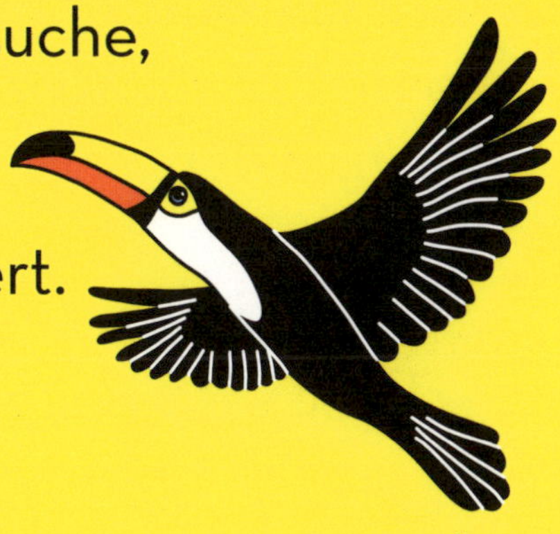

RITUALE UND ROUTINEN

Da die Welt für mich sehr chaotisch und unberechenbar ist, brauche ich Struktur, um sie bewältigen zu können. Durch Rituale und Routinen kann ich mir selbst Struktur geben. Wenn ich beispielsweise jeden Morgen das Gleiche mache, muss ich nicht so viel Neues verarbeiten. Das hilft mir, mich besser auf die alltäglichen Abläufe zu fokussieren, und gibt mir Ruhe.[5]

Deshalb ist Planen sehr wichtig für mich. Ich weiss gerne, wie der Ablauf ist, damit ich mich darauf einstellen kann. Am Morgen mache ich eine Liste und plane den Tag. Ohne To-do-Listen würde in meinem Leben Chaos ausbrechen.

Spontane Planänderungen kann ich nicht so schnell verarbeiten, weil ich ja wie ein Zug bin.

Das macht das Navigieren in einer für mich unberechenbaren Welt oft sehr stressig. Und soziale Begegnungen sind wegen ebendieser Unberechenbarkeit strapazierend.

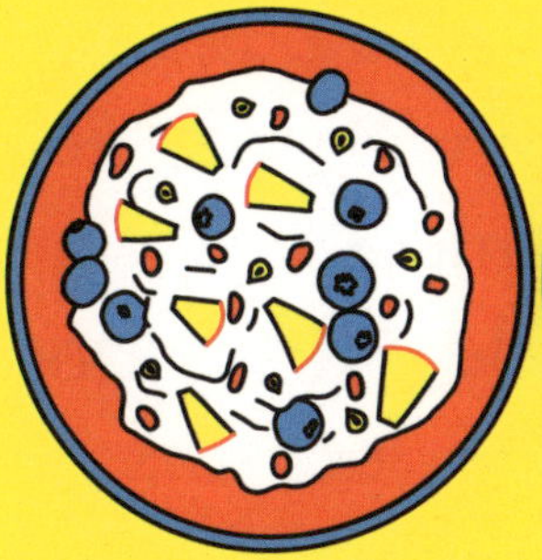

MONTAG

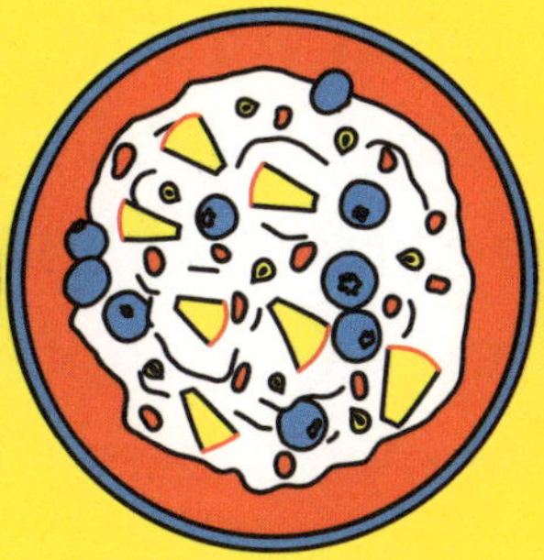

DIENSTAG

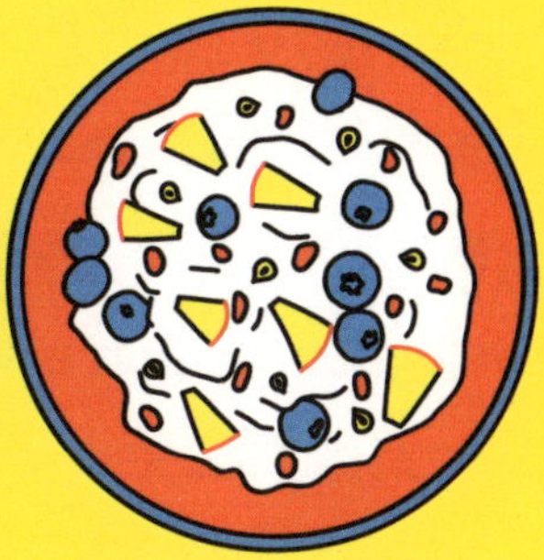

MITTWOCH

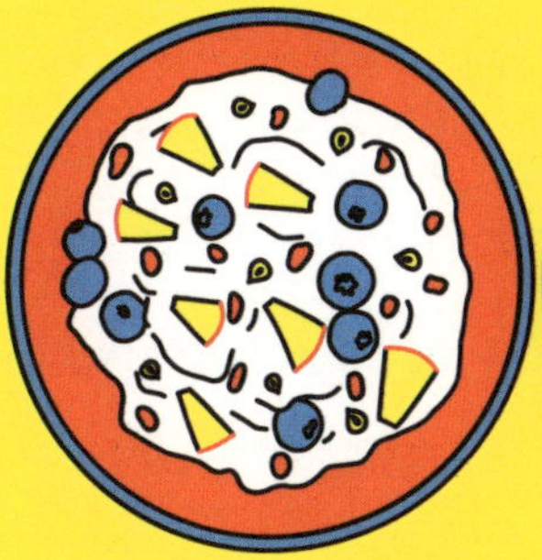

DONNERSTAG

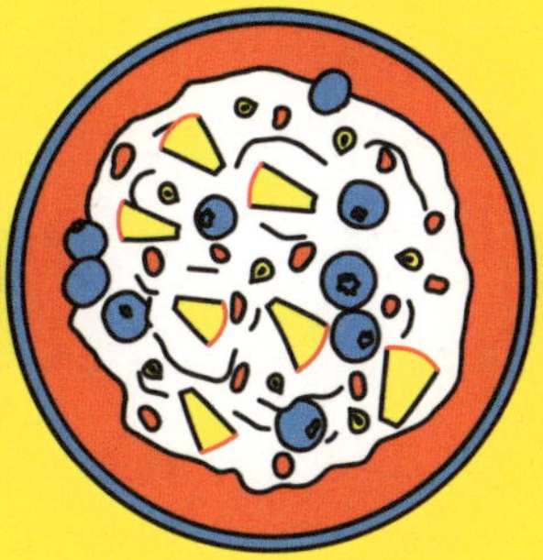

FREITAG

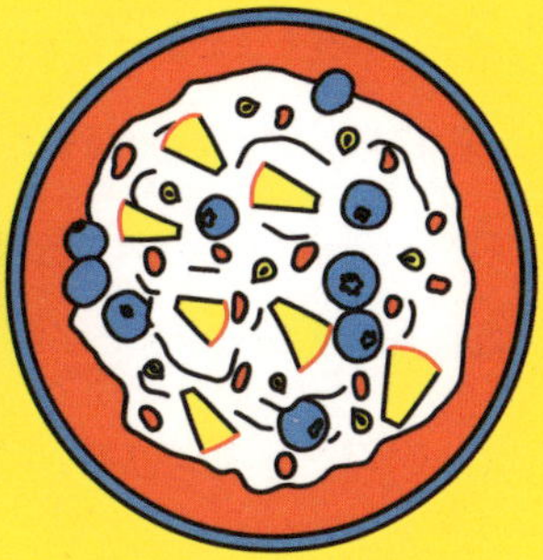

SAMSTAG

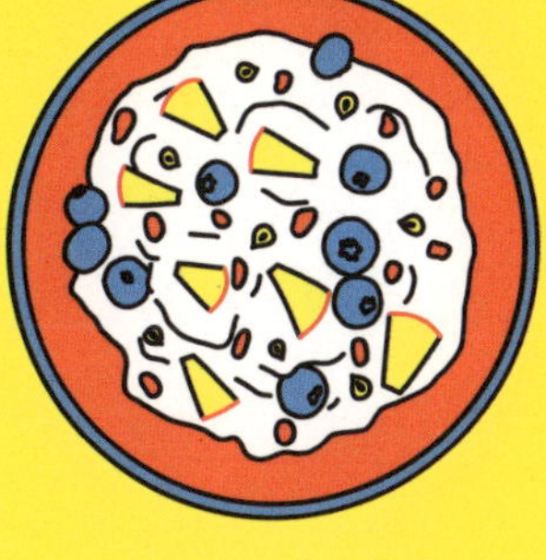

SONNTAG

VERÄNDERUNGEN

Veränderungen fallen mir schwer. Im Grossen und Kleinen, im Guten und Schlechten. In meinem Kopf fahren verschiedene Züge, auf mehreren Gleisen. Es gibt den Jeden-Morgen-Zug, den Wochen-Rhythmus-Zug, den Soziale-Kontakte-Zug und viele mehr. Eine einzige Gleisänderung destabilisiert das gesamte System, und es kostet mich sehr viel Energie, es wieder in Ordnung zu bringen. Es sind nicht nur aktive Veränderungen, wie wenn eine mir nahestehende Person wegfährt, sich der Tagesplan ändert, ich in die Ferien fahre, ich umziehe oder wenn sonstige offensichtliche Dinge im Leben passieren.

Veränderungen sind auch aus dem Haus gehen, aufwachen, einschlafen, von einer Tätigkeit in die andere wechseln, in die Waschküche gehen, Mittag essen, krank sein, menstruieren, Eisprung haben.

Wenn ich mich zum Beispiel darauf einstelle, aus dem Haus zu gehen und verabredet bin, die andere Person dann aber doch erst eine halbe Stunde später kann, ist die Zeit dazwischen verloren. Mein Gehirn ist schon nicht mehr auf dem Zu-Hause-sein-Gleis und weiss nicht mehr, was es tun könnte. Es geht in den Warte-Modus, und ich sitze und warte. Ich brauche immer viel Raum und Zeit, um Veränderungen zu verarbeiten.

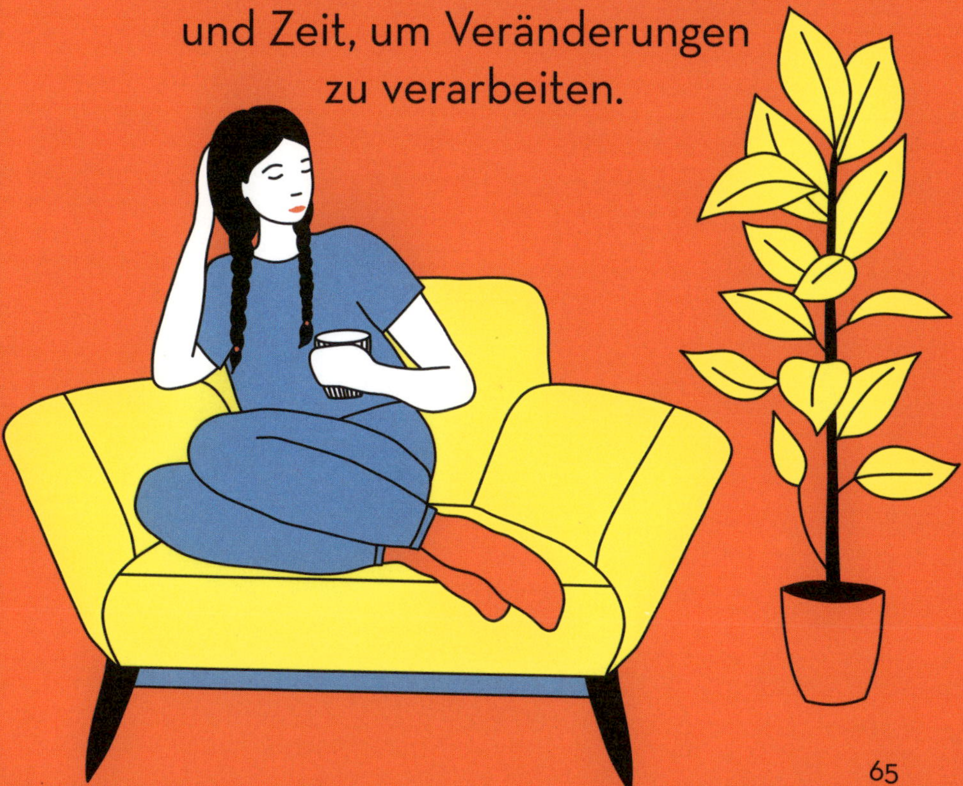

5. SENSORISCHE SENSIBILITÄT

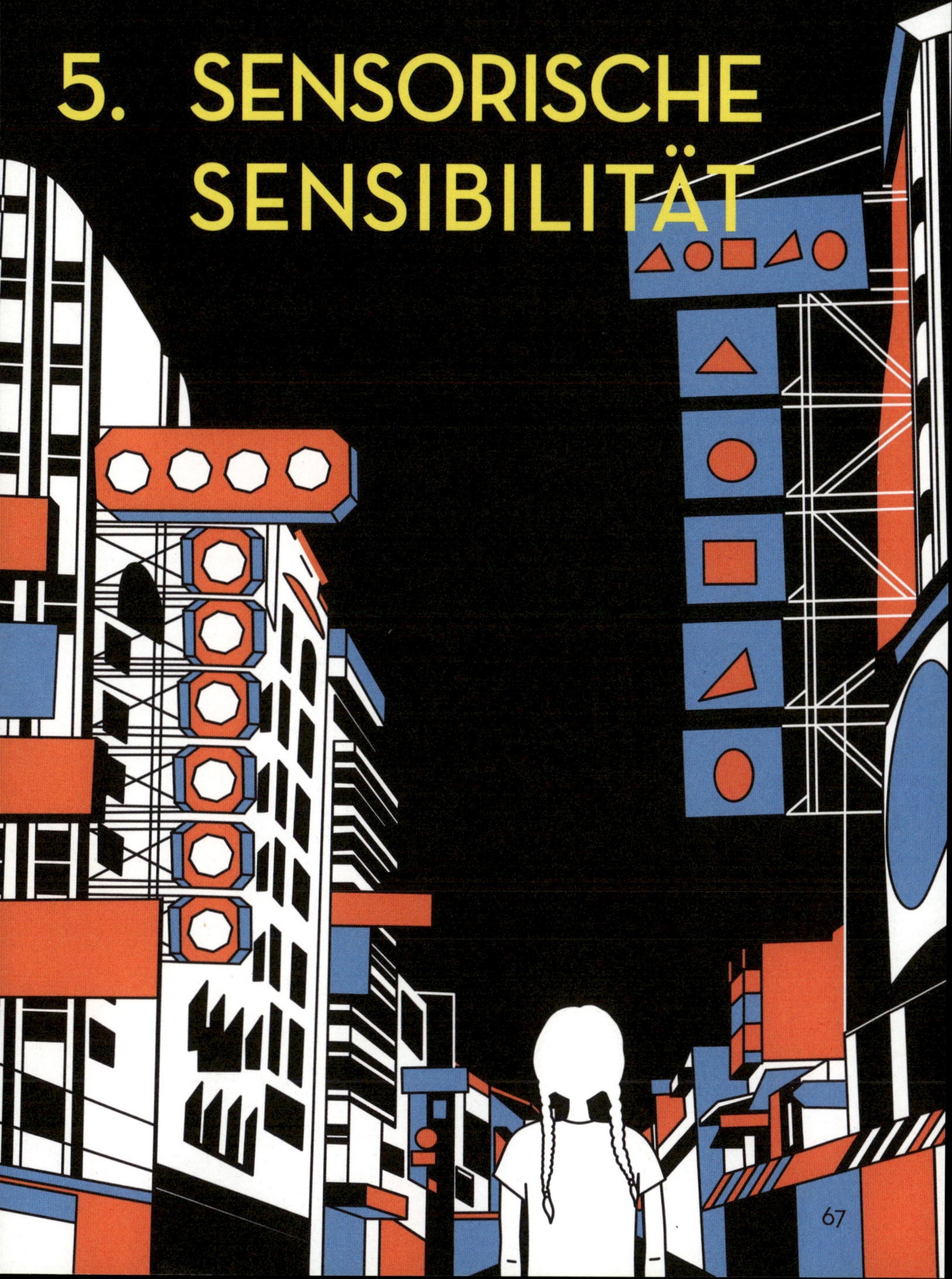

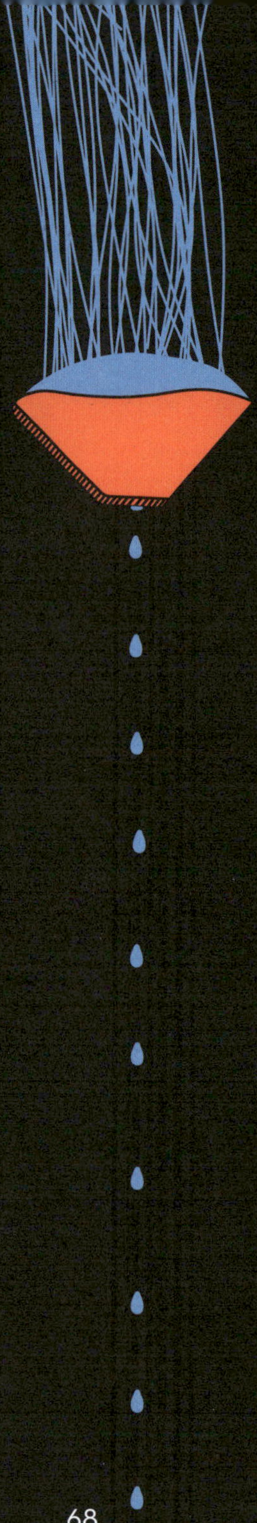

Über Menschen im Autistischen Spektrum wurde oft gesagt, sie empfänden nichts oder wenig. Diese Meinung hat sich in den letzten Jahren geändert. Es ist eher andersrum. Wir empfinden oft sogar mehr. Wir sind der Welt gegenüber nicht taub – sie ist für uns nur so intensiv, dass wir uns manchmal daraus zurückziehen müssen, um sie auszuhalten.[1]

Der Filter ist bei vielen Menschen im Autistischen Spektrum durchlässiger. Hinzu kommt eine extreme Sensibilität gegenüber Details. Etwa wie bei einem Kaffeefilter und einem Spaghettisieb.

Der Kaffeefilter tröpfelt, wenn Wasser durchläuft. Beim Spaghettisieb läuft das Wasser einfach ungehindert durch. Es kommen nicht nur ein paar wenige Reize durch, sondern sehr viele mehr. Sie überfluten mich und können, in ihrer Menge, nicht verarbeitet werden. Das führt zu einer Überladung.

Je mehr Reize hinzukommen, desto grösser wird der Wasserschwall. Ein neurotypisches Gehirn gewöhnt sich mit der Zeit an Reize und kann diese ausblenden. Dies ist bei Menschen im Autistischen Spektrum genau andersrum. Die Reize summieren sich und werden immer stärker.[2]

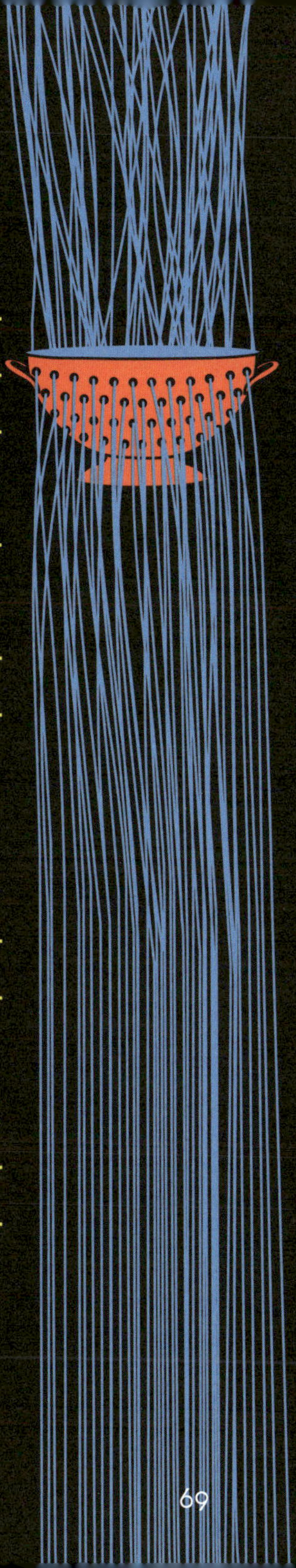

GERÄUSCHE

Wenn viele verschiedene Geräuschquellen zusammenkommen oder wenn in einem Restaurant mehrere Gespräche gleichzeitig geführt werden, kann ich kaum filtern und bin schnell abgelenkt und überfordert.[3]
Manchmal sind es auch nicht die Anzahl oder Lautstärke der Geräusche, sondern ihre Komplexität, sich wiederholende Rhythmen oder Unregelmässigkeiten, die mich durcheinanderbringen und zerstreuen. Sagen wir, ich bin bei einem Anlass. Zuerst sind nur ein paar Freunde da, ich kann den Überblick behalten und Gespräche führen.

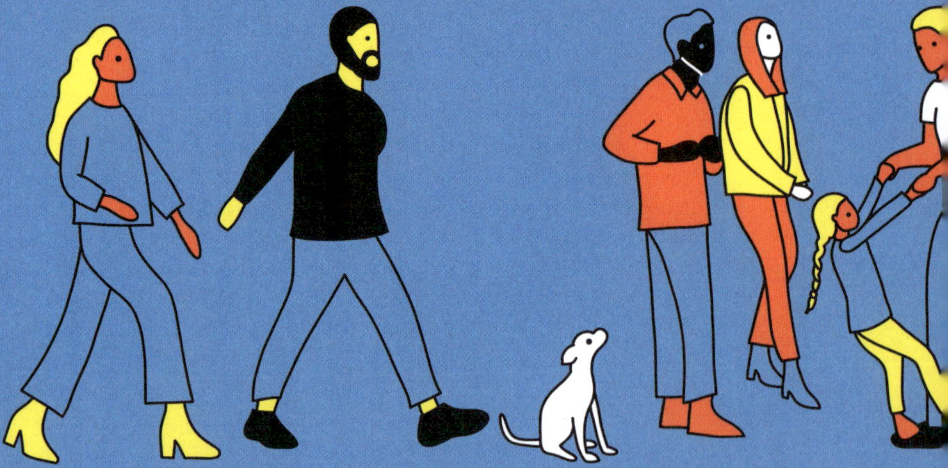

Mit der Zeit kommen aber immer mehr Menschen dazu und vielleicht noch Kinder und noch ein Hund und dann wird auch noch Musik aufgedreht.
Ich höre alle Geräusche in derselben Lautstärke. Also die Gespräche, die um mich herum geführt werden, die Kinder, die kreischen, den Hund, der bellt, die Musik und auch das Gespräch, das ich selbst führe. Die nichtrelevanten Geräusche muss ich bewusst ausblenden, das kostet sehr viel Energie.
Je mehr dazukommt, je länger es dauert, desto unruhiger, abgelenkter und umso leerer werde ich.

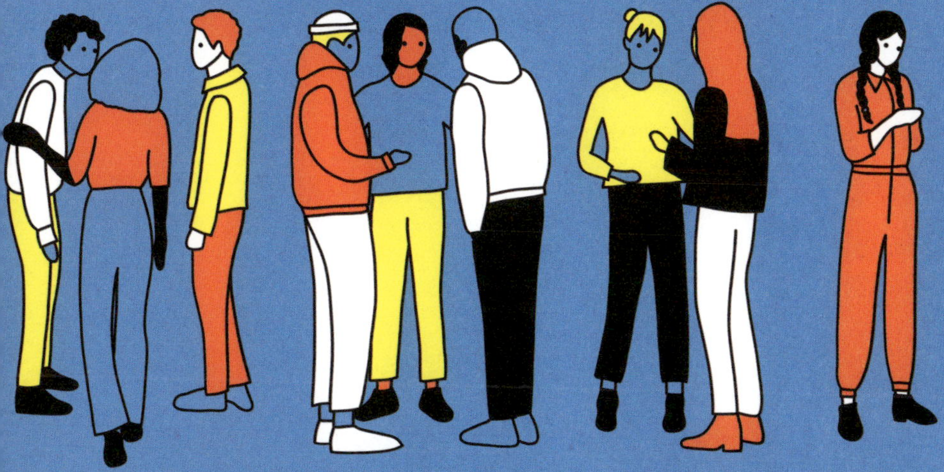

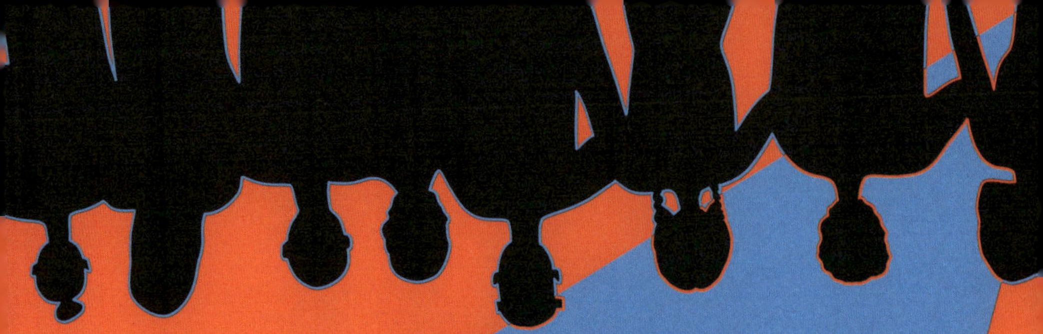

Geräusche kann ich aber auch zu meinem Vorteil nutzen. Musik kann mir als Zufluchtsort dienen und in Stresssituationen einen starken Einfluss darauf haben, wie ich mit ihnen umgehe. Harmonien wirken auf mich wie ein Beruhigungsmittel. Manchmal muss die traurige Musik für mich traurig sein, weil ich die Traurigkeit in mir noch nicht gefunden habe.

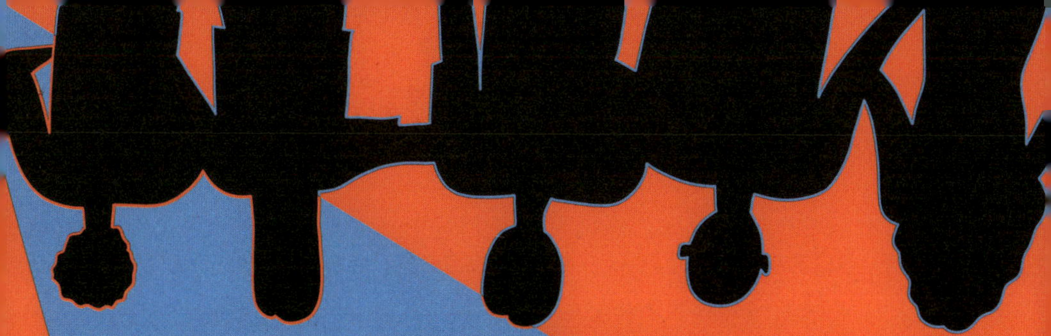

Auch Techno gefällt mir sehr zum Tanzen. Ich nenne das Doktor Techno. Techno ist vorhersehbar und repetitiv und meistens so laut, dass ich einfach im Rhythmus verschwinden kann. Wenn es nur laut genug ist, dunkel genug ist und eine Rauchmaschine da ist, kann ich die Welt ausblenden. Einfach sein und in meinem Kopf aufräumen.

BERÜHRUNGEN

Ich bin sehr wählerisch, wenn es um Berührungen geht. Meistens mag ich es nicht, wenn Menschen mich einfach so berühren. Mit Menschen, die mir nahestehen, mag ich die körperliche Nähe sehr. Da sind die Grenzen und Regeln definiert, die Signale werden beachtet und respektiert, und ich werde nicht einfach so berührt.

Ich mag Umarmungen, die ehrlich gemeint sind. Das obligatorische, distanzierte Umarmen zur Begrüssung, das verstehe ich nicht. Mich irritiert, dass die Ablehnung einer Umarmung als persönlicher Affront verstanden wird und nicht als Versuch, den eigenen Raum zu schützen.

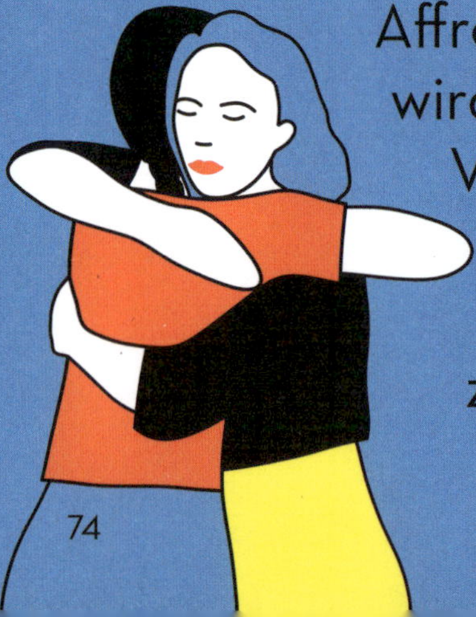

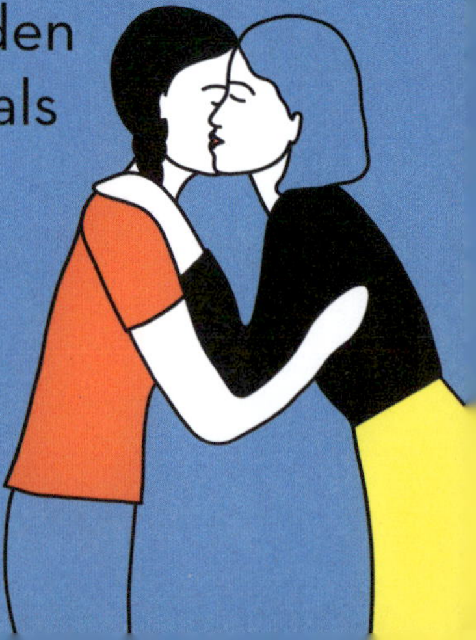

Weshalb wird Konsens hauptsächlich mit Sexualität und Übergriffen in Zusammenhang gebracht, das Respektieren eines anderen Körpers bei einem Begrüssungsritual aber komplett ignoriert?

Auch das Händeschütteln war mir schon immer unangenehm.

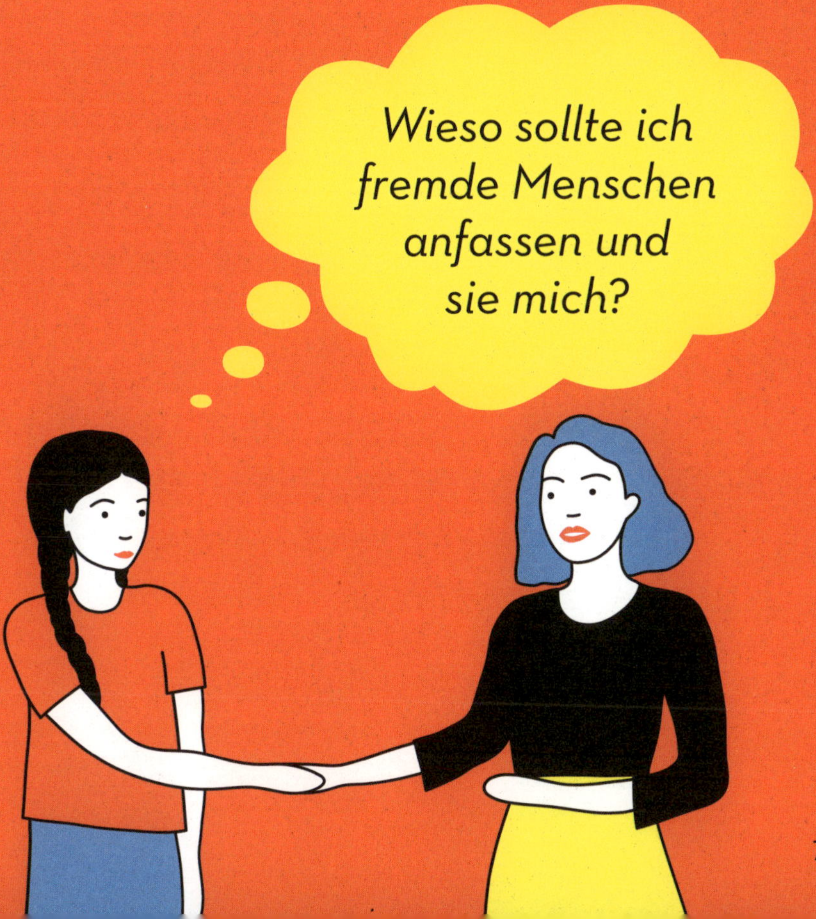

Ich fasse sehr gerne verschiedene Materialien an.

«NUME MIT DE AUGE LUEGE!»*

war mir schon als Kind ein Rätsel.

Weiche, fliessende Materialien haben eine beruhigende Wirkung auf mich. Sei es Kaschmir oder Seide oder sonst etwas Weiches, das ich tragen oder streicheln kann. Bestimmte Mikrofasertücher kann ich nicht anfassen, da wird mir körperlich übel.

*«Nur ansehen, nicht anfassen!»

Ganz besonders liebe ich warmes Wasser in der Badewanne.

Von Wärme, Weichheit und Gewicht umhüllt zu sein, ist wie nach Hause kommen.

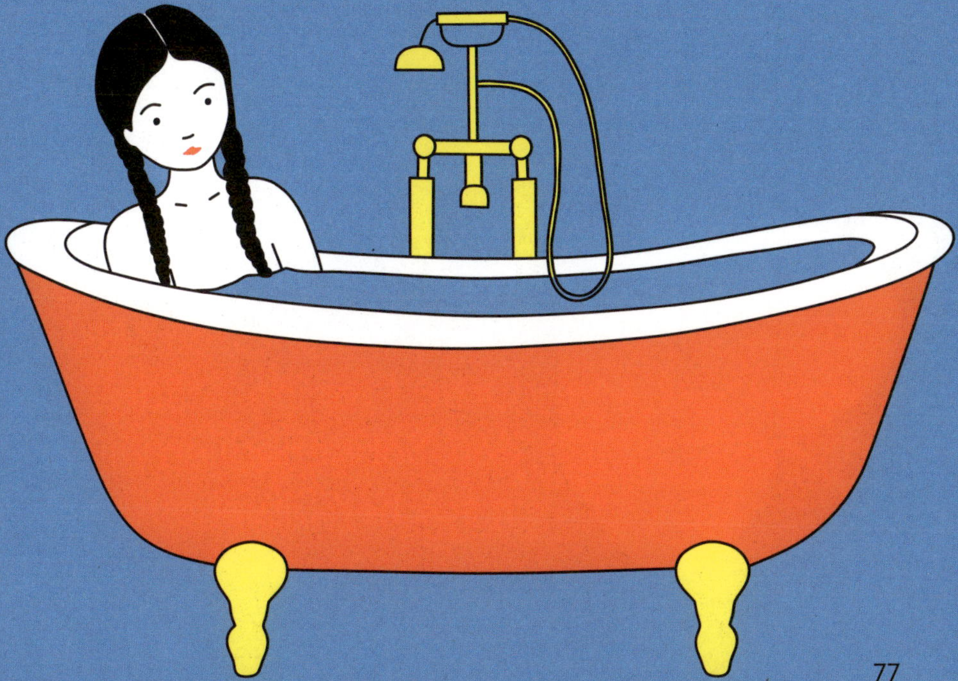

VISUELLES

Ich bin ein sehr visueller Mensch. Ich sehe oft so viel mehr als andere. Ich sehe den Wurm, wie er sich bewegt, das eine schöne gelbe Blatt oder wie sich das Haus in der Pfütze spiegelt. Ich sehe das gesamte Outfit und dass sich da hinten eine Person unruhig bewegt. Ich sehe den Pickel und dass der Schnürsenkel einen Doppelknopf hat, die Kotzpfütze an der Ecke und dass es in der Zeitung einen Tippfehler gibt. Deswegen nehme ich die Welt oft sehr intensiv wahr. Ich bin sehr gut im Sachen-Finden. Unregelmässigkeiten fallen mir auf und bleiben hängen. Da ich so viele Details wahrnehme, bin ich schnell überreizt und werde müde. Menschenmassen. Neue Orte. Fremde Städte. Läden. Sonnenbrillen wirken in solchen Situationen wie ein Schutzschild.

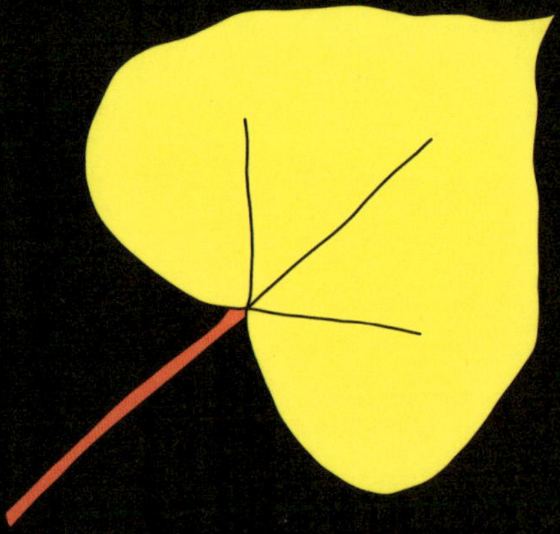

Auch das Licht hat einen
starken Einfluss auf mich.

Licht mit harten Schatten
macht mich unruhig, in einem
weichen, diffusen Licht
fühle ich mich viel wohler.

Visuelle Reize können mir aber auch
Ruhe geben, wie sonst
kaum etwas.

ÄSTHETISCHE DINGE.
SYMMETRISCHE BILDER.
DIE REGELMÄSSIGKEIT
VON STROMMASTEN.
EIN GELBES RAPSFELD
MIT EINEM BLAUEN HIMMEL.
MEINE GARNE, NACH FARBEN
GEORDNET.

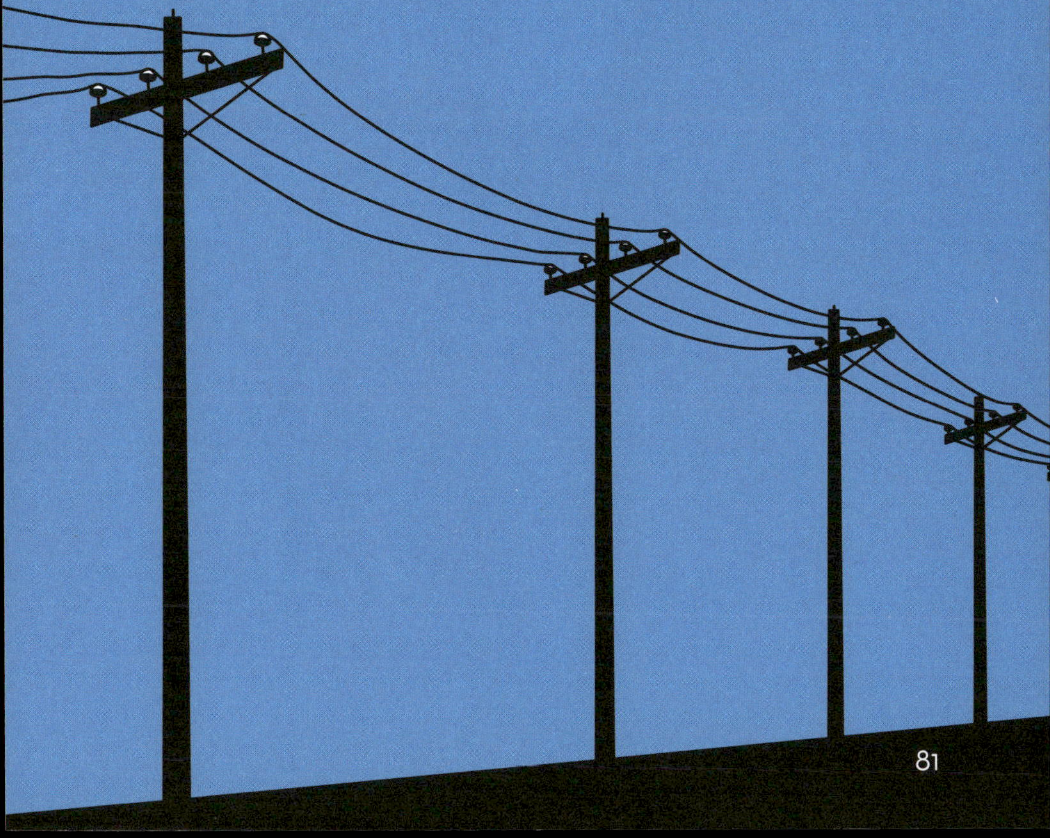

SCHMERZ

Durch das Leben in einer Welt, die nicht für sie geschaffen ist, verlernen viele Menschen im Autistischen Spektrum, auf ihren Körper zu hören. Die Selbstwahrnehmung kann so weit reduziert werden, dass körperliche Grundbedürfnisse und Alarmsignale nicht gespürt werden.[4] Das Schmerzempfinden ist bei mir in der Regel nur schwach ausgeprägt. Wegen meiner motorischen Eigenheiten verletze ich mich allerdings oft. Dank dem geringen Schmerzempfinden bemerke ich das aber erst, wenn ich das Blut oder die blauen Flecken sehe. Auch bei Krankheiten ist es schon vorgekommen, dass mir eine andere Person sagen musste, dass ich krank bin.

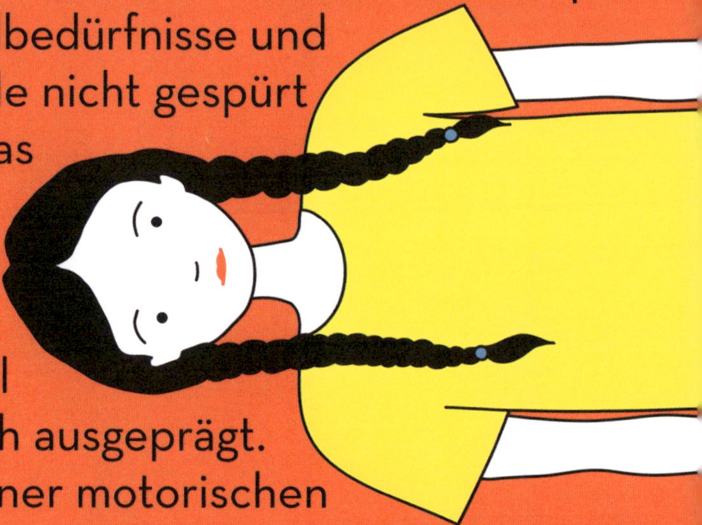

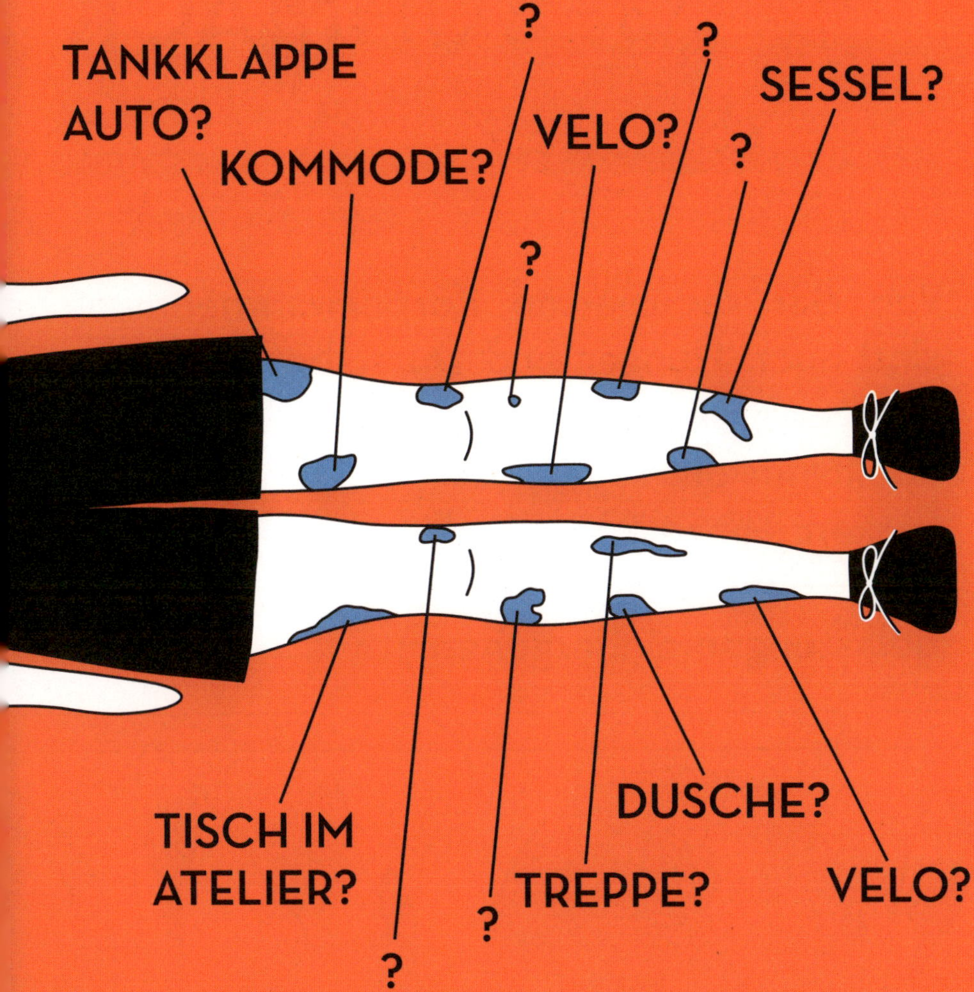
TANKKLAPPE
AUTO?
KOMMODE?
?
VELO?
?
SESSEL?
?
?
TISCH IM
ATELIER?
?
?
TREPPE?
DUSCHE?
VELO?

GESCHMACK

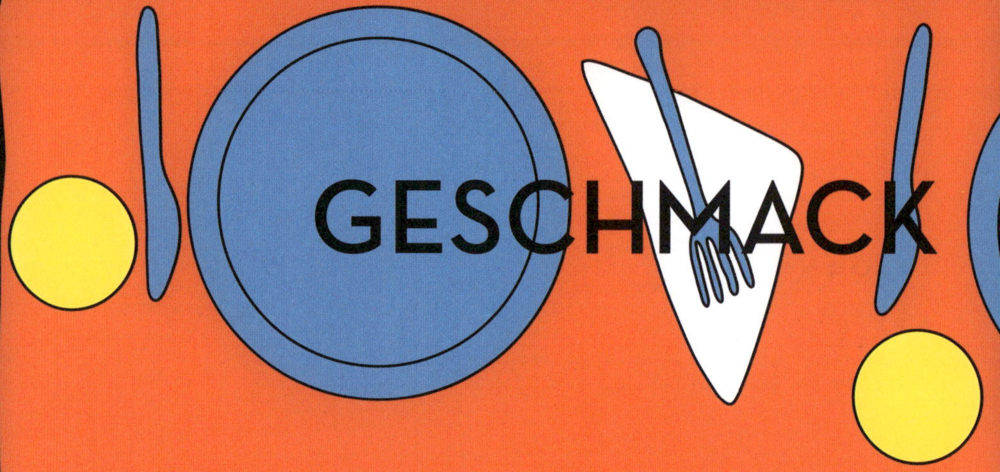

Von der reduzierten Körperwahrnehmung sind auch Hunger und Durst betroffen. Dadurch vergessen Menschen im Autistischen Spektrum oft, regelmässig zu essen und zu trinken. Hinzu kommt, dass Mahlzeiten oft mit sozialen Erwartungen und sensorischen Belastungen einhergehen.

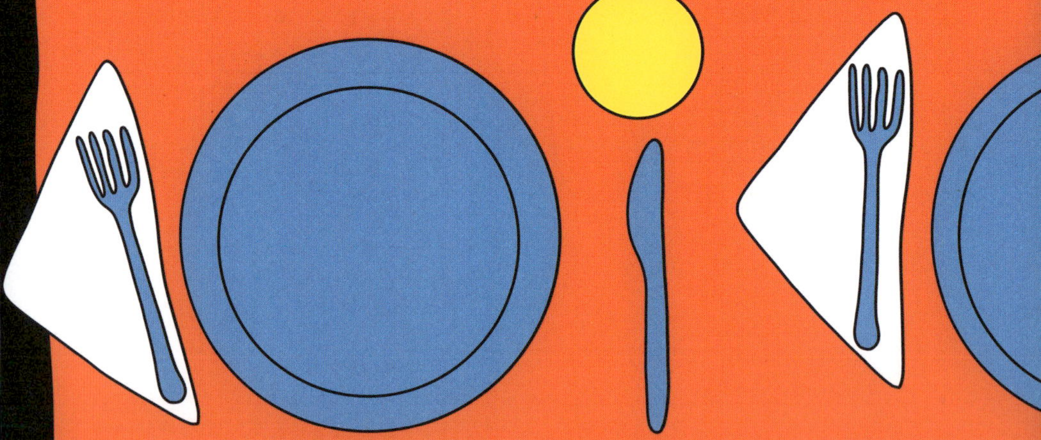

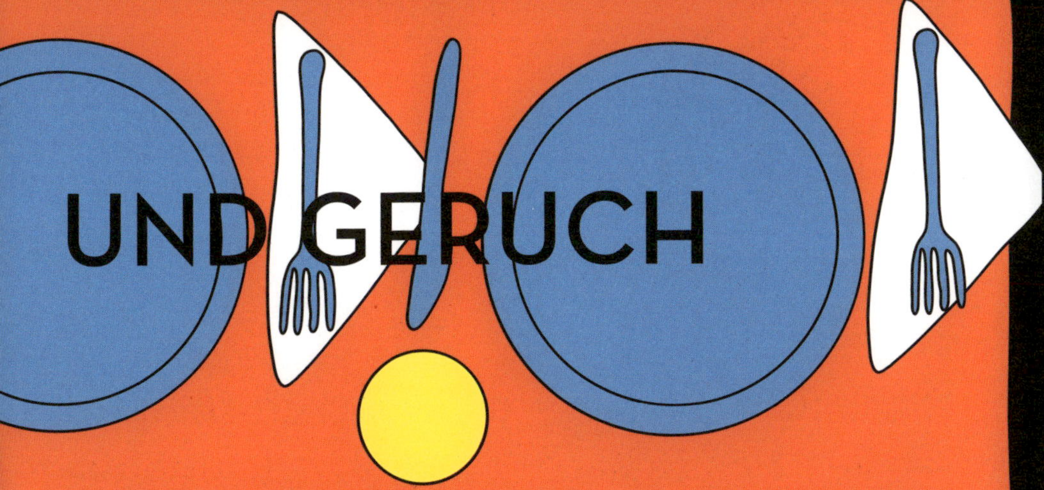

UND GERUCH

In diesen Momenten sind alle Sinne gefordert und werden gereizt. Konversationen, soziale Regeln, Blickkontakt, Fragen stellen, still sitzen, anständig sitzen und essen. Das Licht in der Küche, Menschen, Schmatzgeräusche, das Klappern des Bestecks auf dem Teller, Gerüche und Geschmäcker, Farben.

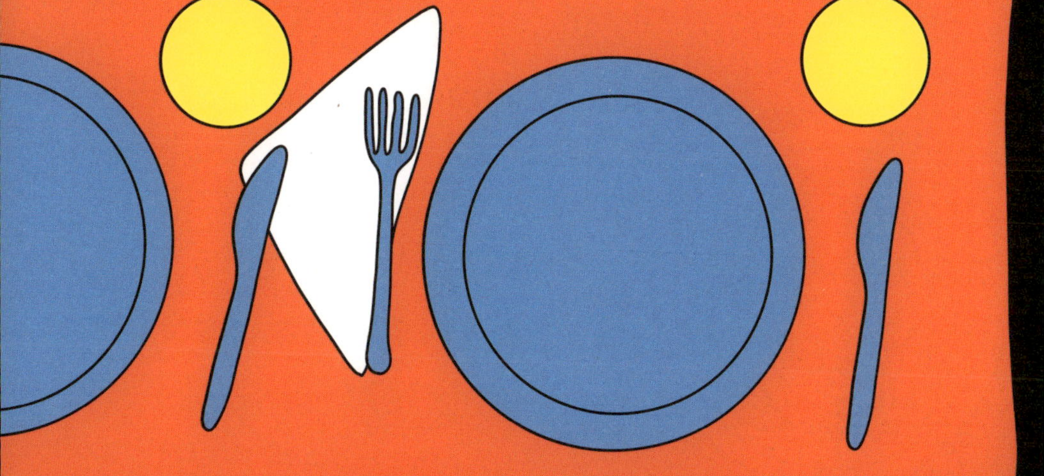

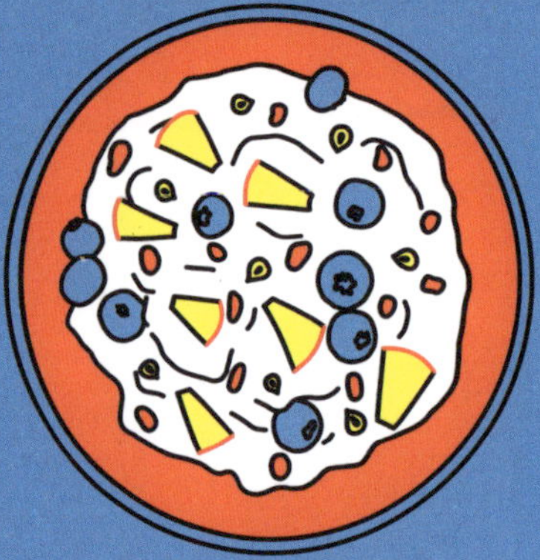

Mein Geschmacks- und Geruchssinn verändert sich je nachdem, wie vielen Reizen ich sonst noch ausgesetzt war und bin. Entweder bin ich hochsensibel, oder ich rieche und schmecke quasi nichts.

In Stressphasen esse ich oft jeden Tag dasselbe, weil ich nicht noch mehr Reize verarbeiten kann. Oder ich brauche sehr banales Essen, mit wenigen unterschiedlichen Geschmacksrichtungen. Sogenannte Safe Foods: Ofengemüse, Pasta, Pizza, Reis, Ramen, Stampfkartoffeln. Lange dachte ich, ich hätte eine Essstörung. Es gab Phasen, da ass ich wochenlang fast nichts.

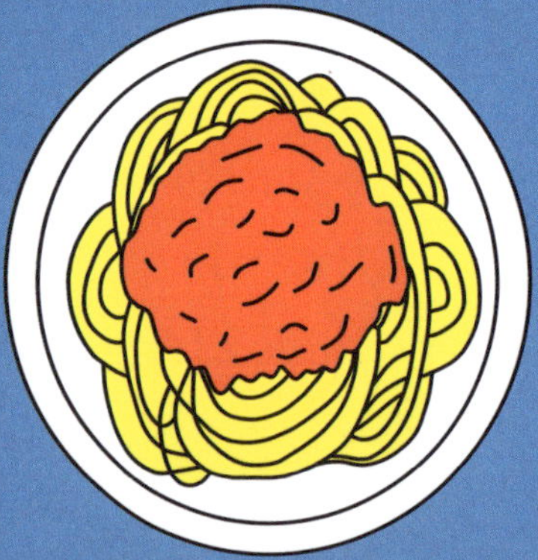

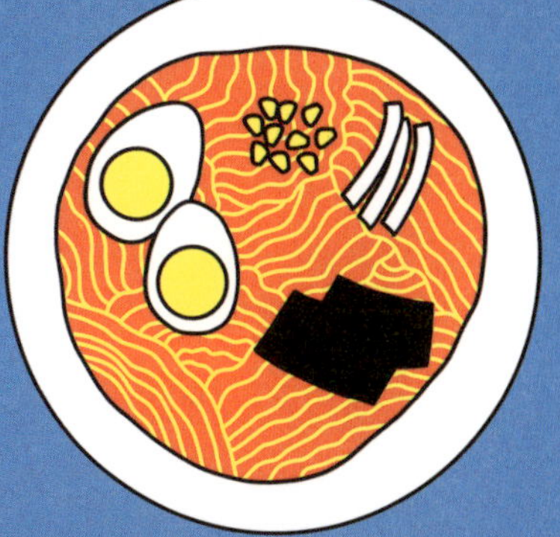

Durch die Entdeckung habe ich erkannt, dass mein Hunger und mein Sättigungsgefühl kompliziert sind. Wenn bereits zu viele Reize auf mich einstürmen, sind sie sozusagen inexistent. Ich bemerke dann erst, dass ich etwas essen sollte, wenn es schon viel zu spät ist und mir schlecht wird. Mit dem Sättigungsgefühl ist es ähnlich. Ich hasse das Gefühl, zu viel gegessen zu haben. Daher esse ich lieber zu wenig. Seit ich versuche, immer zur gleichen Zeit zu essen, und mir erlaube, oft dasselbe zu essen, geht es mir so viel besser. Trotzdem ist Essen für mich zu 90% der Zeit eher eine Pflicht als eine Freude.

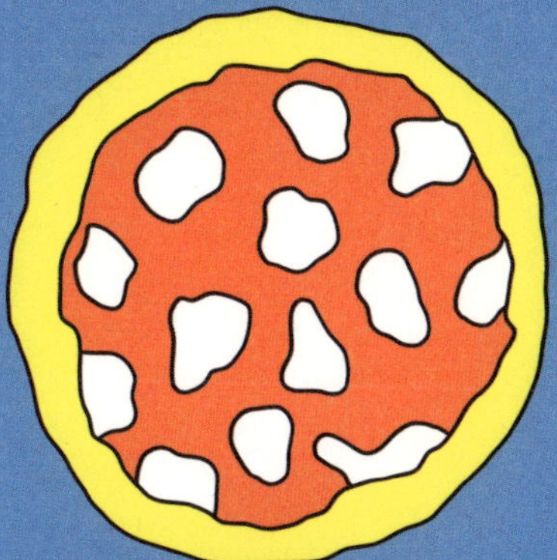

6. SPRACHE

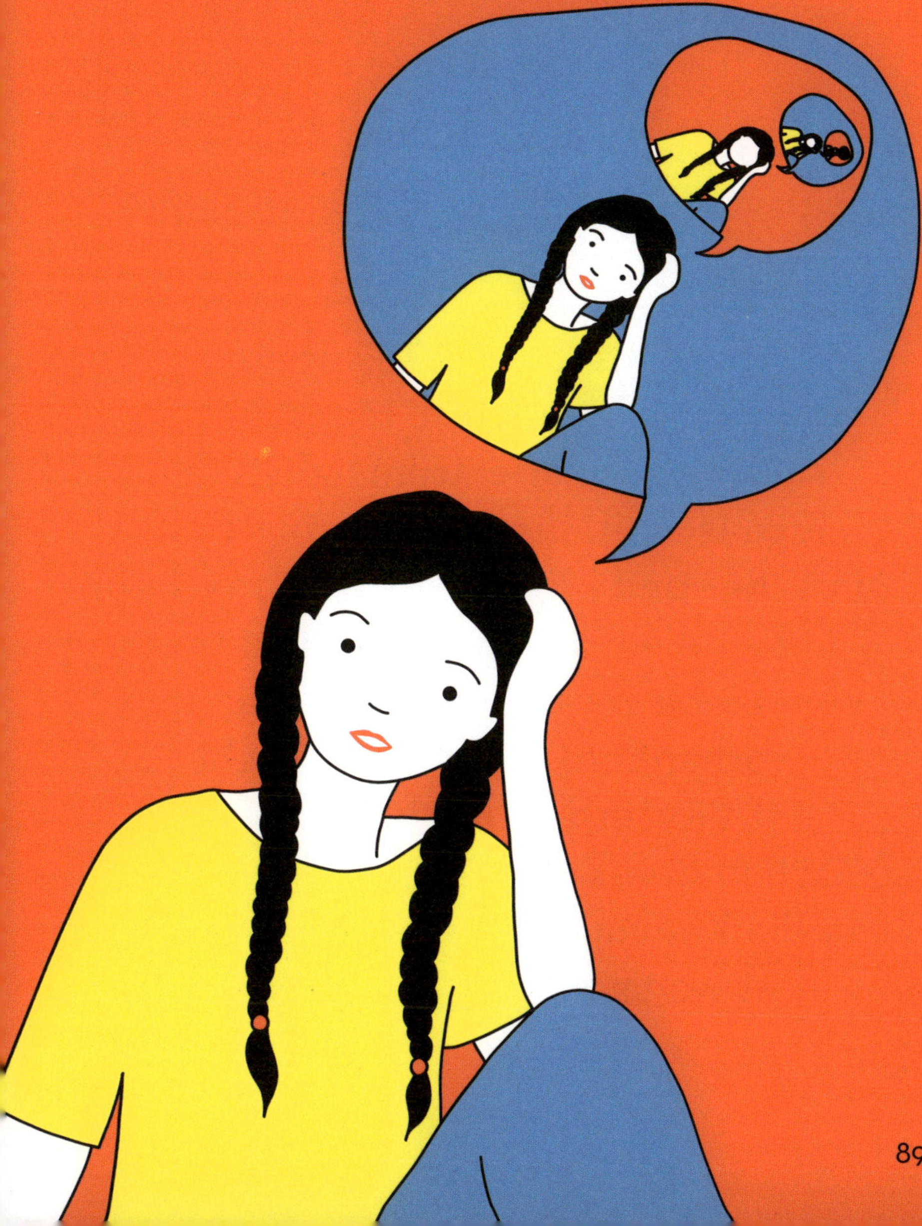

Mit der Sprache ist es so eine Sache.

SIE IST DAS BINDEGLIED ZWISCHEN DIR UND MIR.

Sie ist wesentlich im sozialen Sein eines Menschen. Menschen im Autistischen Spektrum haben die Eigenschaft, die Sprache zugleich einfacher und komplizierter zu machen. Oft sind ein breites Vokabular und eine Liebe zur begrifflichen Präzision vorhanden. Der Teil, der nicht mit Wörtern zu tun hat, also das Zwischen-den-Zeilen-Lesen, die Tonalität und die Kommunikation im Allgemeinen, ist weniger stark ausgebildet.

DINGE WÖRTLICH NEHMEN

MENSCHEN, DIE ALLES MEINEN, WAS SIE SAGEN, MEINEN, ALLE ANDEREN MEINEN AUCH, WAS SIE SAGEN.

So ist das auch bei manchen Menschen im Autistischen Spektrum. Sie nehmen Aussagen meistens wörtlich und müssen sich daran erinnern, dass sie vielleicht gar nicht wörtlich gemeint sind. So entsteht oft eine Diskrepanz zwischen der Realität, dem Gehörten und dem Gesagten.

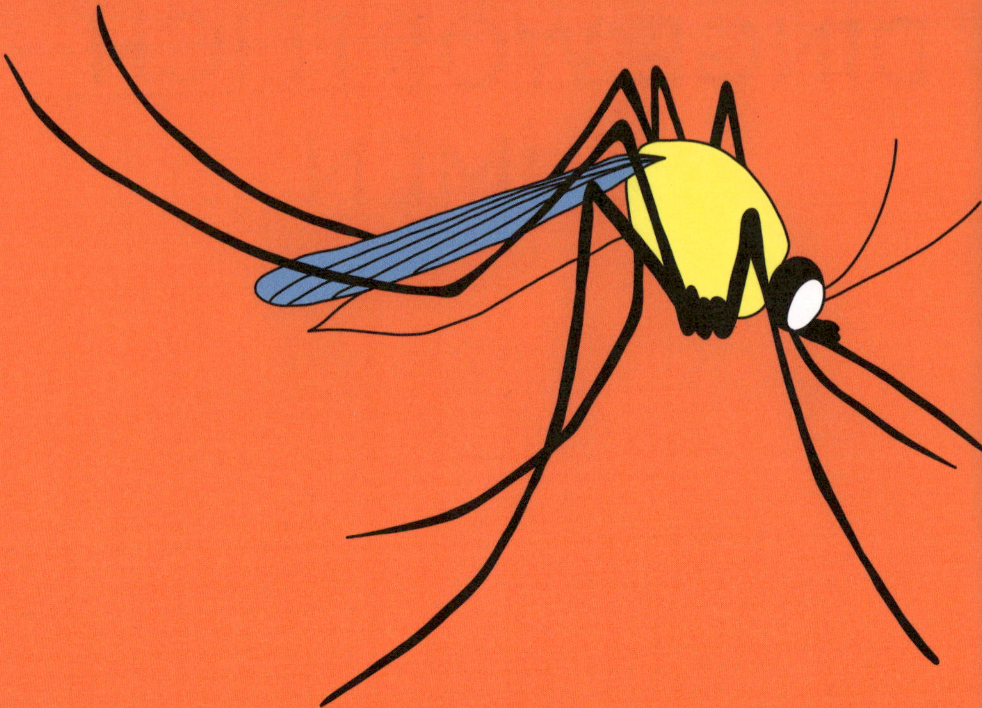

Das Zwischen-den-Zeilen-Lesen fällt nicht leicht. Die versteckte, implizierte oder mögliche doppelte Bedeutung einer Aussage ist für mich oft nicht logisch zu erkennen und wird somit nicht wahrgenommen.

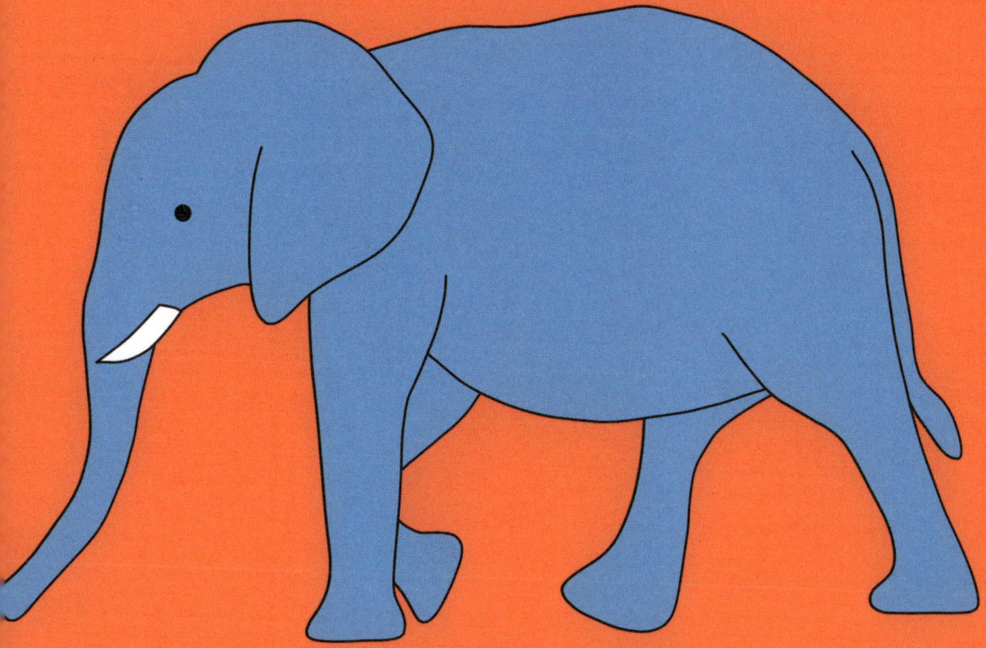

Mich verwirrt das in Gesprächen. Warum drücken sich die Menschen so unpräzise aus, wir haben doch eine Sprache mit verschiedenen Begriffen?

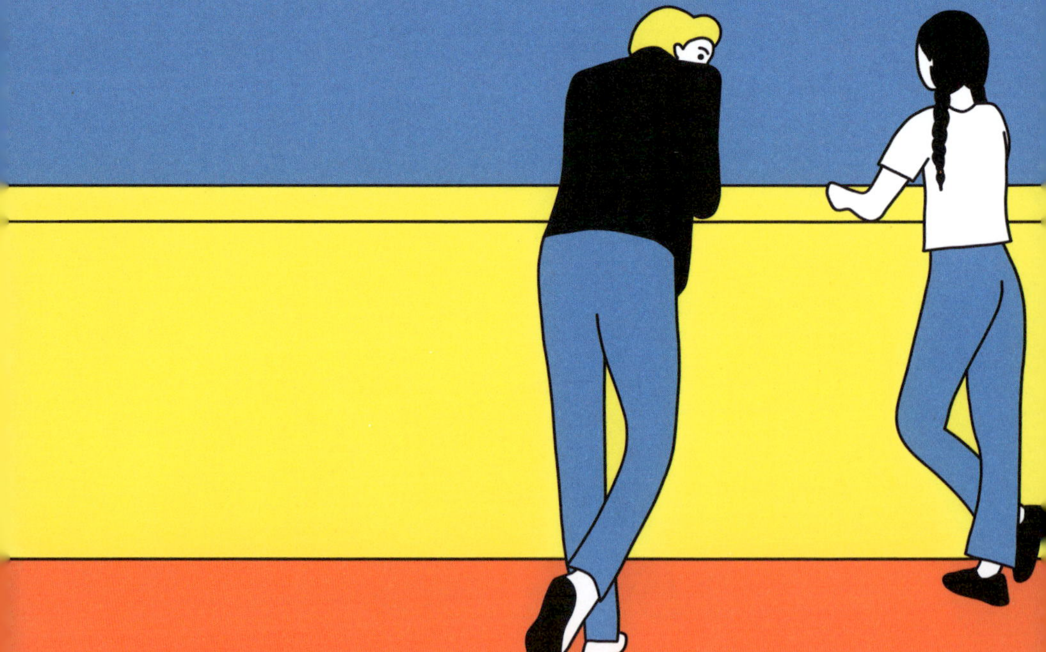

Früher haben meine Freunde und ich uns darüber lustig gemacht, dass ich nie bemerkte, wenn mit mir geflirtet wurde. Oft habe ich einfach nur die gestellte Frage beantwortet und bin gegangen.

Das Bedürfnis, mich präzise auszudrücken, und der begrenzte existierende Wortschatz bewirken, dass ich gerne Wörter selbst kreiere.

SPASSGETRÄNK
Abl. von Spass und Getränk,
Nomen, n. Spass | ge | tränk
Alkoholfreies Zuckerwasser, das zum Vergnügen getrunken wird

SCHREEGEN
Abl. von Schnee und Regen,
Nomen, m. Schree | gen
Schneeregen

ZMOZMI
Abl. von Zmorge (Frühstück) und Zmittag (Mittagessen),
Nomen, m. Zmo | zmi
Mahlzeit zwischen oder statt Frühstück und Mittagessen

GENUG TAG GEHABT
Redewendung
Der Tag war schon ereignisreich genug, ich kann oder muss jetzt nach Hause gehen.
Bsp.: «*Ich habe heute schon genug Tag gehabt.*»

KAFONI
Abl. von Kaffee und ohne,
Nomen, m. Ka | fo | ni
Koffeinfreier Kaffee
Variante: Hafoni: koffeinfreier Kaffee mit Hafermilch

SONNTAGEN
Abl. von Sonntag,
Verb, sonn | ta | gen
Sonntag machen –
also genussvoll nichts tun

Manche Wörter machen mir auch ausgesprochen Freude. Sei es wegen ihres Klangs, ihrer Schreibweise oder ihrer Optik.

EKLEKTISCH
ENTGEGENGEGANGENE
TEEEI
ALLES
FAIR
ECHOLALIE
BETON
INTERINSTITUTIONELL
MÖBELÖL

PROSODIE

Angemessener Klang und Lautstärke der Stimme müssen häufig mühsam erlernt und bewusst angewendet werden. Sie entstehen nicht auf eine natürliche Weise. So können öfter Diskrepanzen zwischen dem Tonfall und der Absicht entstehen, oder die Sprache kann monoton und schwerfällig werden, wenn stark nachgedacht werden muss.[1]

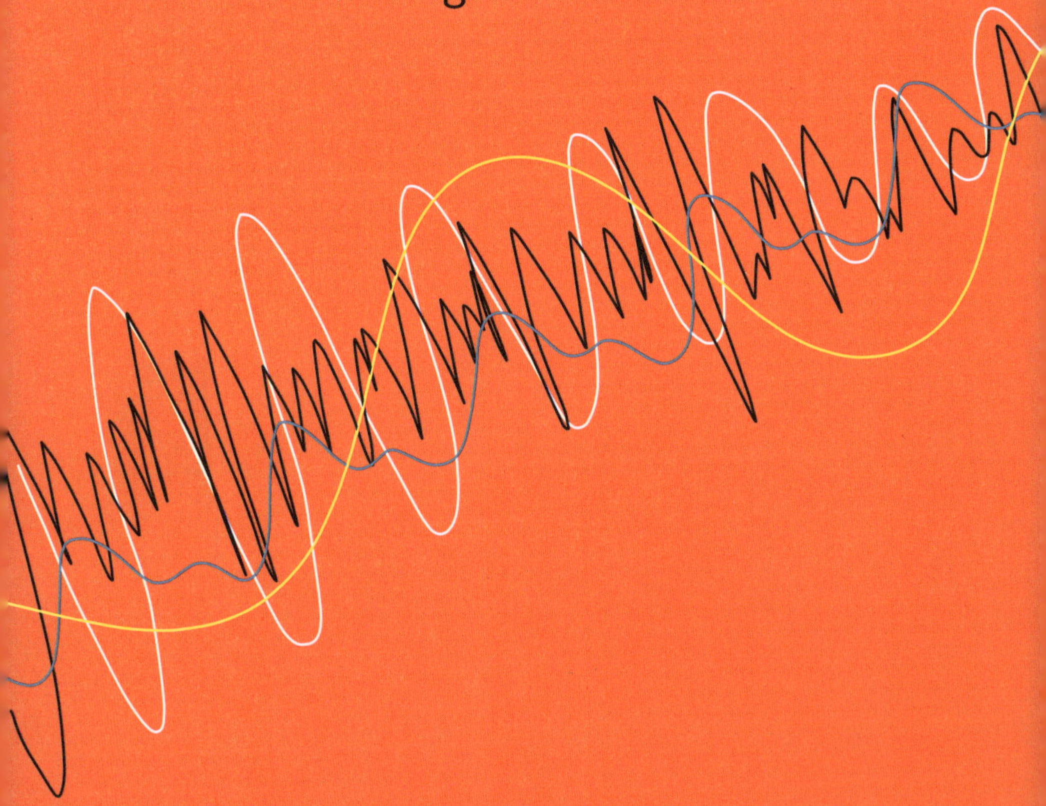

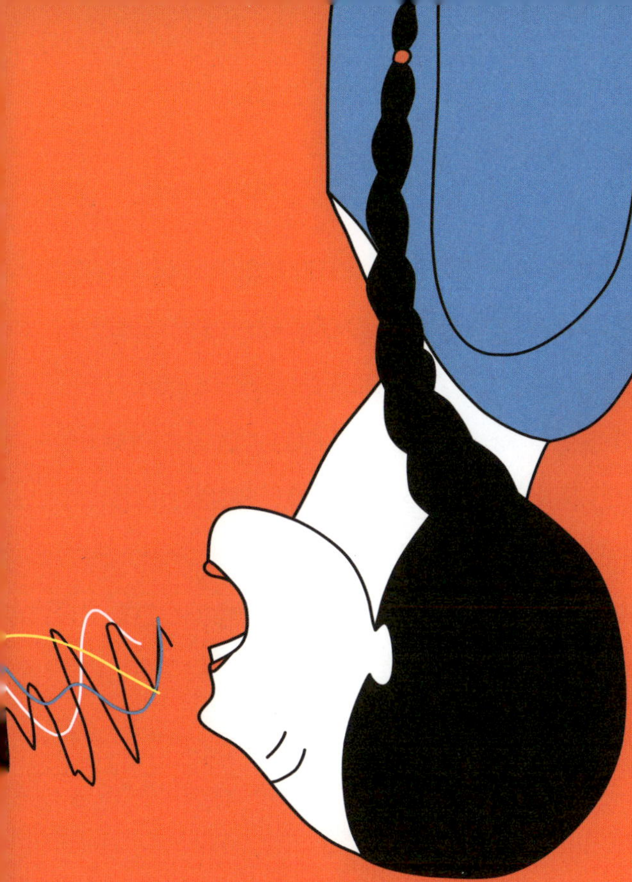

Ich treffe oft den falschen Tonfall, ohne es zu bemerken. Deshalb gewöhne ich mir gerade an, zu sagen, wie ich etwas meine, damit weniger Missverständnisse entstehen.

GESPRÄCHE

Viele Menschen im Autistischen Spektrum sehen den Sinn eines Gesprächs hauptsächlich darin, Informationen auszutauschen, etwas zu lernen, zu erforschen oder zu informieren. Warum sollte eine Unterhaltung geführt werden, wenn dabei keine Information ausgetauscht wird?[2]

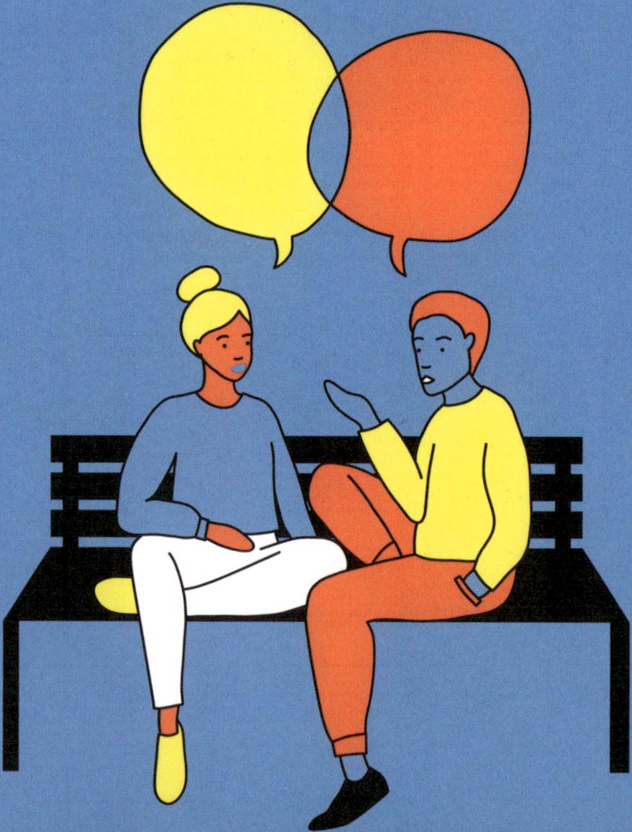

Smalltalk ist anstrengend. Und unnötig. Und wird wenn möglich vermieden. Es werden eher abwechselnde Monologe geführt statt eines Dialoges. Aufgrund ihrer besonderen kognitiven Eigenschaften brauchen Menschen im Autistischen Spektrum mehr Zeit, um alle Informationen zu verarbeiten und herauszufinden, was sie antworten sollen. So entstehen oft lange Pausen, die den Gesprächsfluss unterbrechen. Auch der Blickkontakt wird dann gern unterbrochen, um zusätzliche Reize auszublenden.[3]

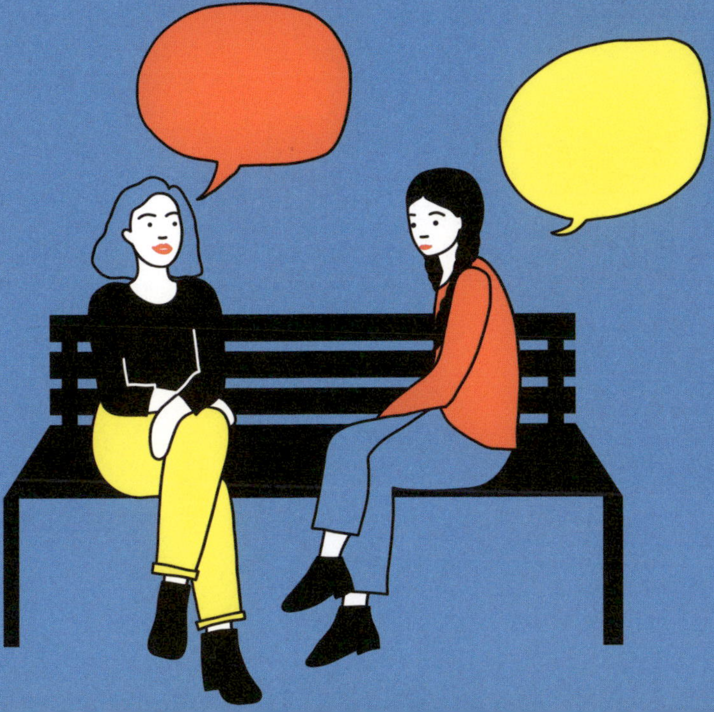

Manchmal werden Menschen im Autistischen Spektrum als taktlos oder verletzend wahrgenommen, weil sie etwas offen und ehrlich sagen, das kränkend sein kann. Oder der Tonfall etwas anderes vermittelt als gemeint ist. Soziale Gepflogenheiten und Hierarchien werden manchmal missachtet, weil sie nicht verstanden werden, unlogisch oder nicht nachvollziehbar sind.

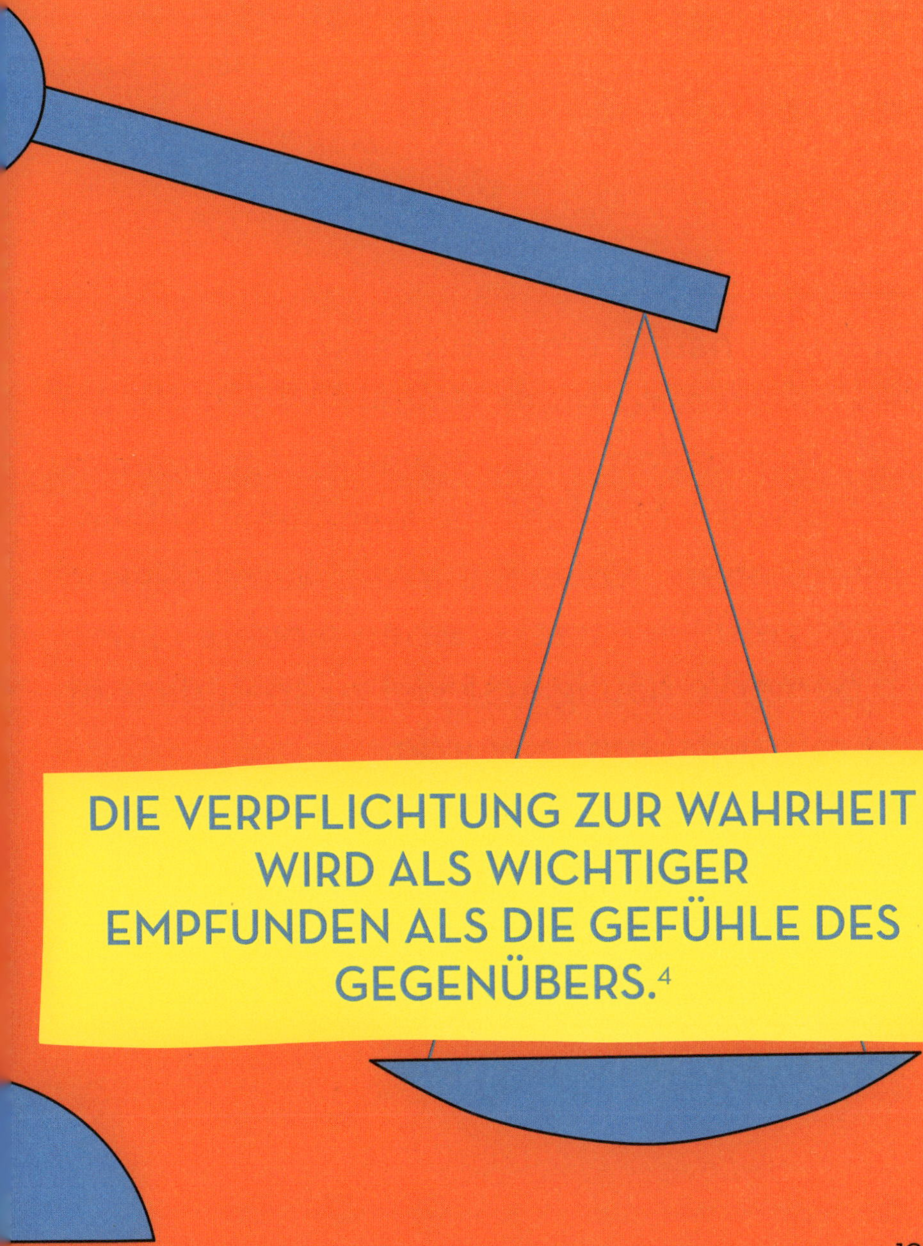

DIE VERPFLICHTUNG ZUR WAHRHEIT WIRD ALS WICHTIGER EMPFUNDEN ALS DIE GEFÜHLE DES GEGENÜBERS.[4]

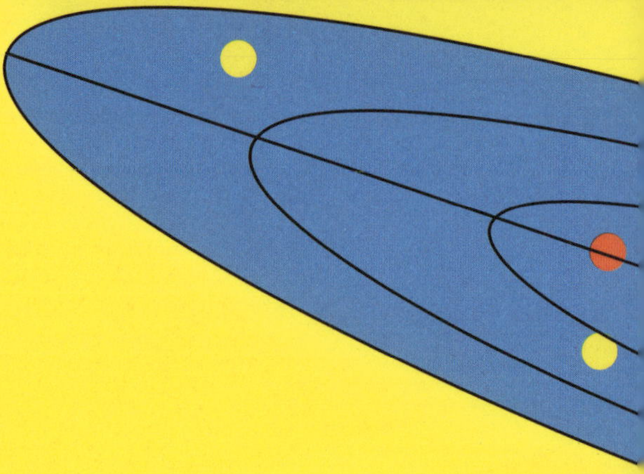

Ich treffe häufig einen unpassenden Tonfall, und schon wird einer meiner Witze als Angriff verstanden oder etwas Gutgemeintes als Vorwurf. Mir fällt es manchmal schwer, zu verstehen, «dass die Welt Aufrichtigkeit in Taktgefühl verpackt haben möchte»[5], und ich bemerke häufig erst viel zu spät, dass etwas missverstanden wurde.

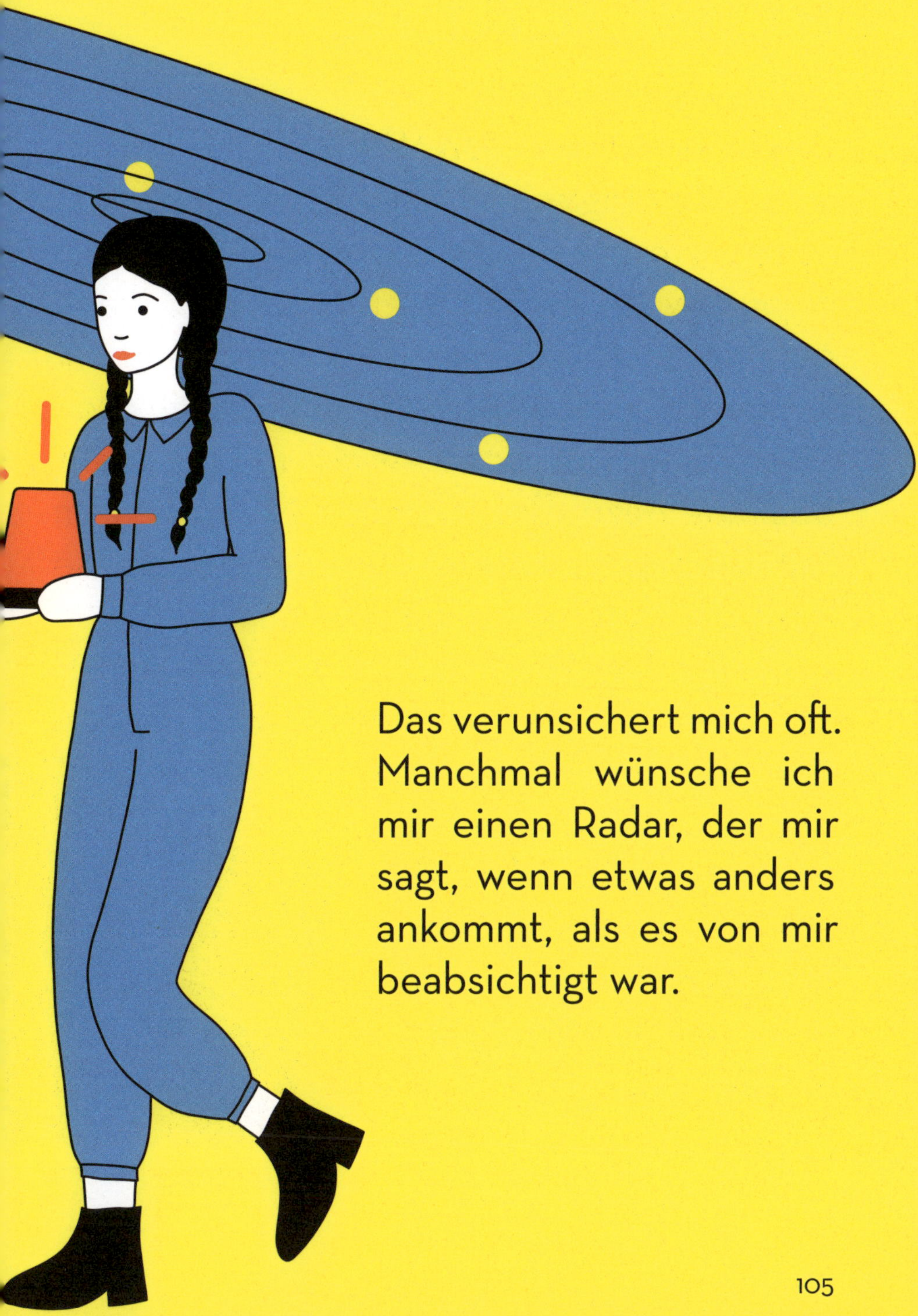

Das verunsichert mich oft. Manchmal wünsche ich mir einen Radar, der mir sagt, wenn etwas anders ankommt, als es von mir beabsichtigt war.

ECHOLALIE

Das Wiederholen von Wörtern und Sätzen wird pathologisch als Sprachstörung angesehen. Wenn es als eine ungewöhnliche Aneignung von Sprache betrachtet wird, kann es eine verständliche Form von Kommunikation werden. Echolalie gehört bei allen Kindern zur Sprachentwicklung und -entdeckung dazu. Bei manchen Menschen im Autistischen Spektrum dauert diese Phase über die Kindheit hinaus an.
Echolalie hat aber auch nichtkommunikative Funktionen. Zum Beispiel zum Üben und Aneignen eines Satzes, als Erinnerungshilfe oder zur Selbstregulation. Selbstregulation hilft bei der Impulskontrolle, der Aufmerksamkeit und bei Emotionen.

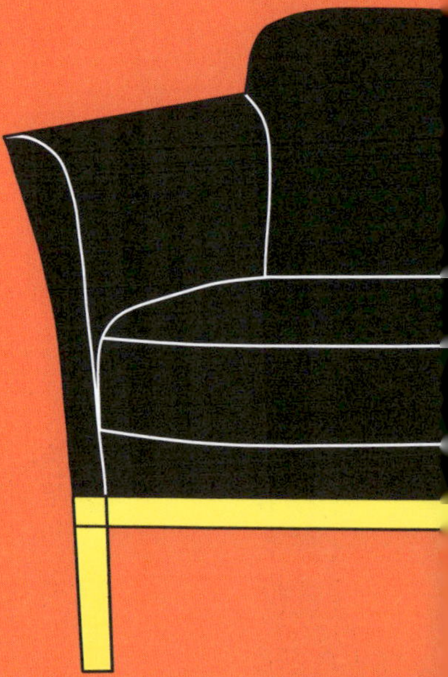

Klassische Echolalie ist, wenn die Frage:

Wollen wir rausgehen?

mit

Wollen wir rausgehen?

bejaht wird.[6]

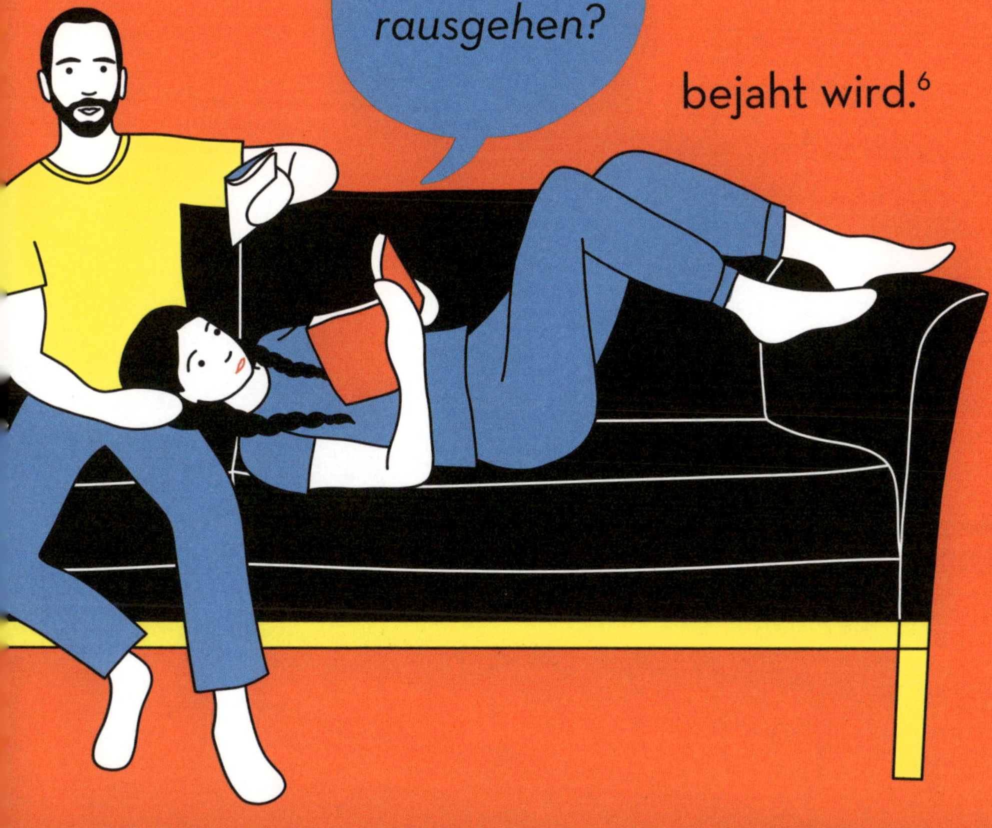

Ich ertappe mich manchmal dabei, wie ich Wörter und Sätze wiederhole. Meistens geschieht das, wenn ich müde oder hochkonzentriert bin oder wenn ich mich so wohl fühle, dass ich vergesse, mich anzupassen. Ich habe also gelernt, es zu unterdrücken.

In manchen Situationen kommuniziere ich gewissermassen auch «echolalisch», zum Beispiel wenn ich Smalltalk führen muss. Dann wiederhole ich Sätze, die ich auswendig gelernt habe. Soziale Skripte, die ich mir zurechtgelegt und geübt habe, damit nicht auffällt, dass ich nicht weiss, wie ich mich verhalten soll.

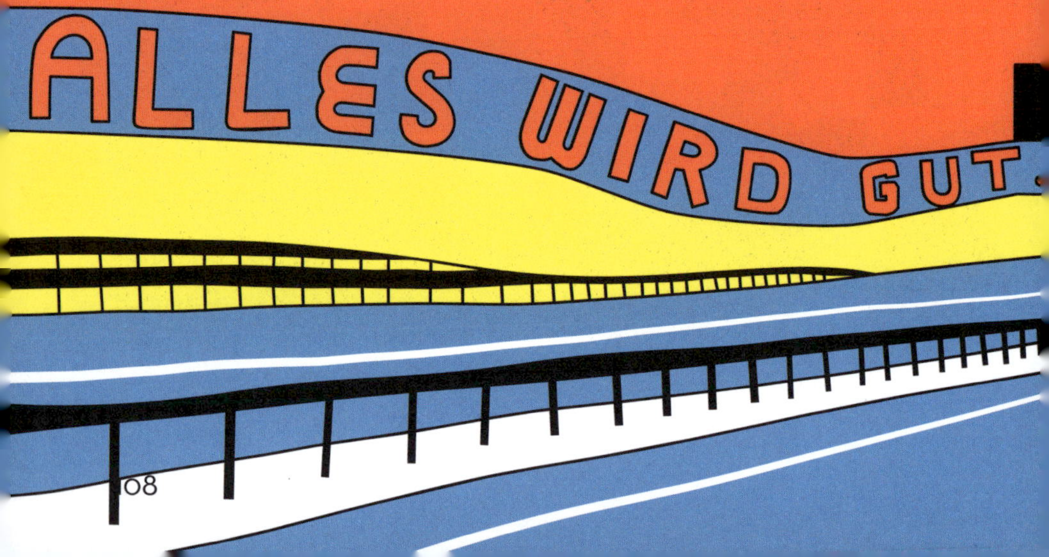

Ich benutze Echolalie auch zur Selbstregulation, wie ein Mantra. Die Zahl 128 und den Satz «Alles wird gut».

Wenn ich Auto fahre, verbalisiere ich alles, was ich lese. Es hilft mir, mich auf das Fahren zu konzentrieren.

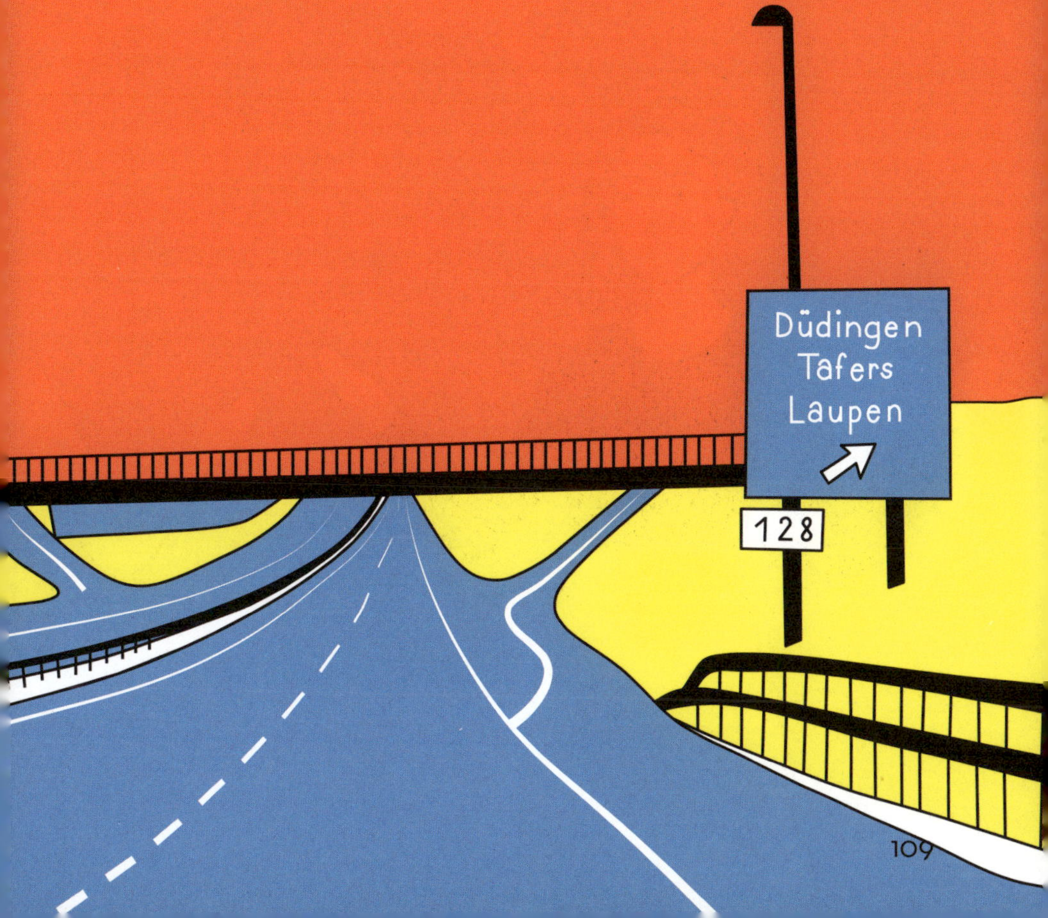

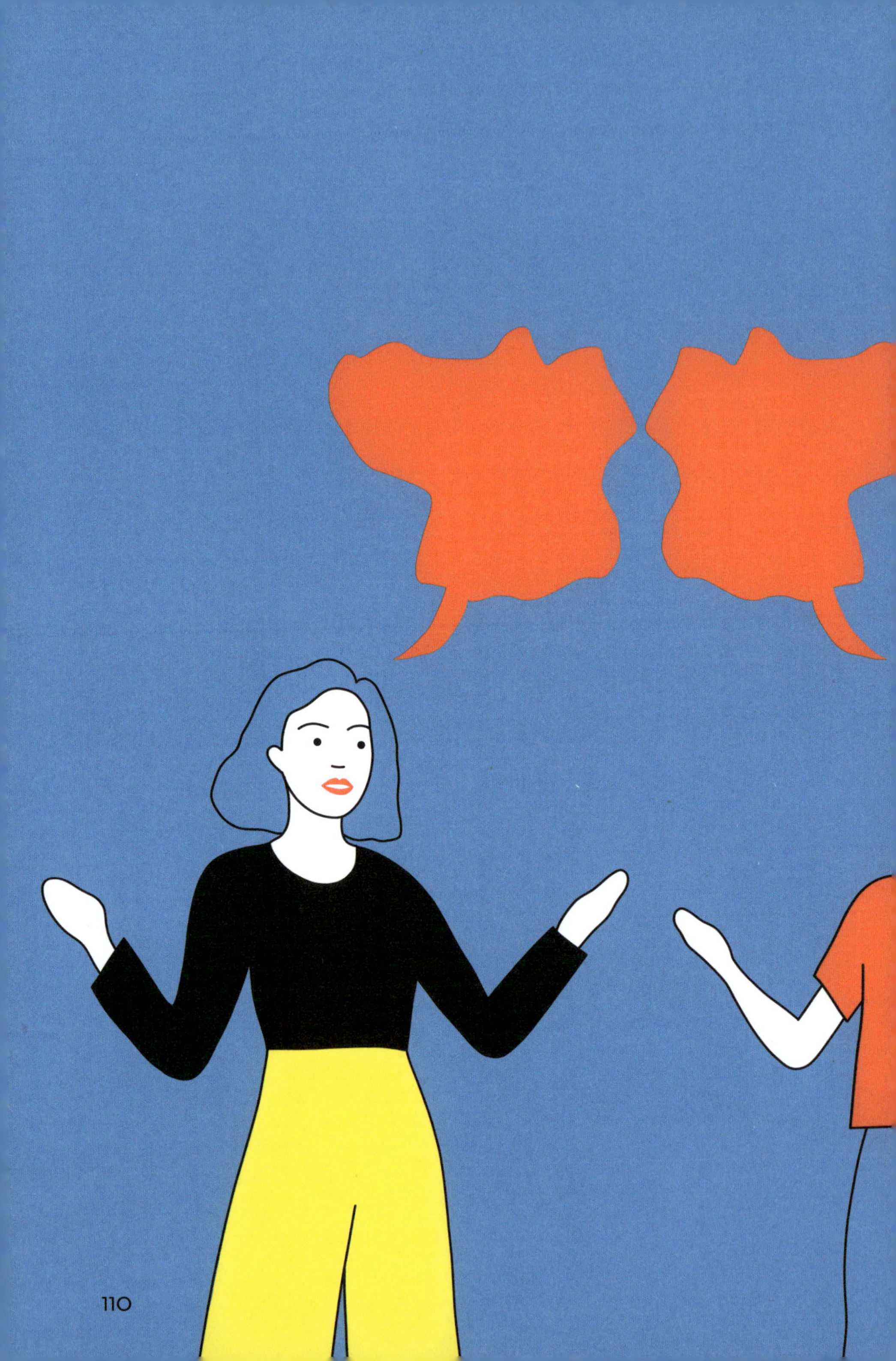

Die viel interessantere Form von Echolalie ist für mich aber das Nachahmen von Menschen. Damit meine ich nicht spöttisches Nachäffen, sondern ein subtiles Aneignen der Sprechweise und Sprache einer anderen Person. Wenn ich eine Person interessant finde oder es mir einfach gefällt, wie sie spricht, eigne ich mir nach und nach ihre Art zu sprechen an, bis mir gar nicht mehr auffällt, dass sich mein Sprachgebrauch angepasst hat.

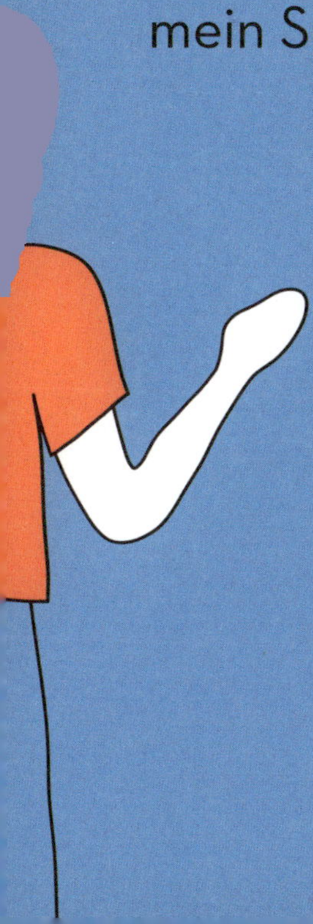

7. GEFÜHLE

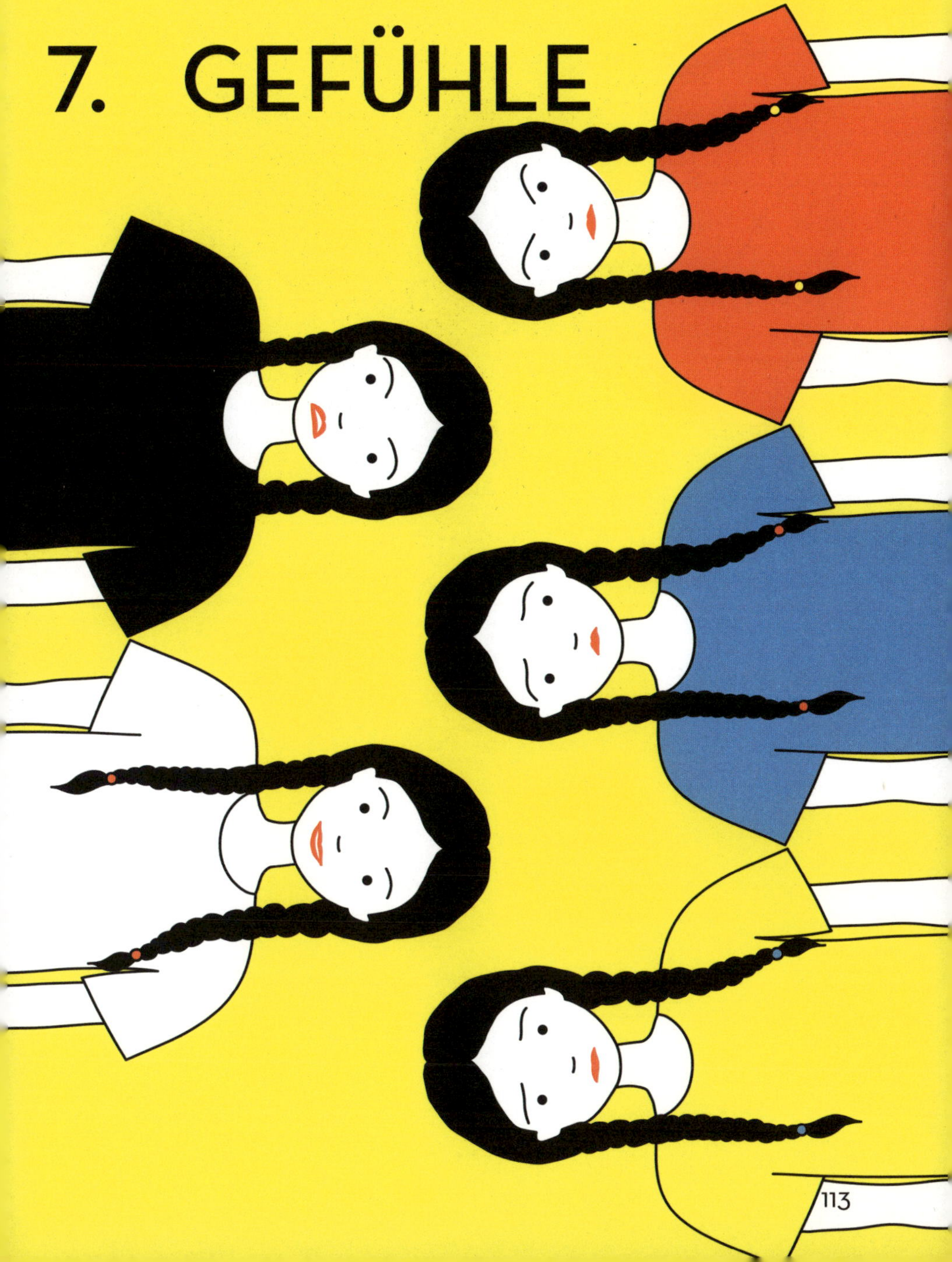

ALEXITHYMIE

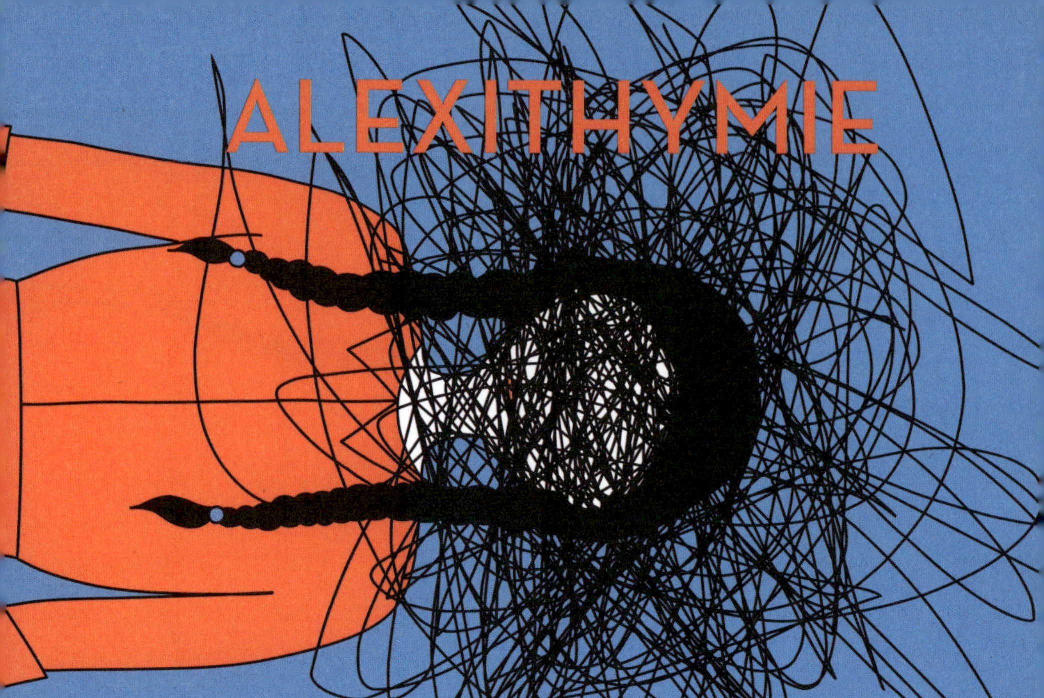

Unter dem Begriff Alexithymie wird ein komplizierterer Zugang zu Gefühlen beschrieben. Es fällt nicht leicht, sie zu erkennen und zu benennen.[1] Bei manchen Menschen im Autistischen Spektrum geht es dabei nicht nur um den Zugang zu den eigenen Gefühlen, sondern auch zu denen der anderen. Weil die Gefühle von Menschen im Autistischen Spektrum schon in der Kindheit häufig missverstanden werden, lernen sie früh, den Fokus auf die Gefühle des Gegenübers zu legen; dadurch verlernen sie, bei sich zu bleiben.[2]

MEINE GEFÜHLE

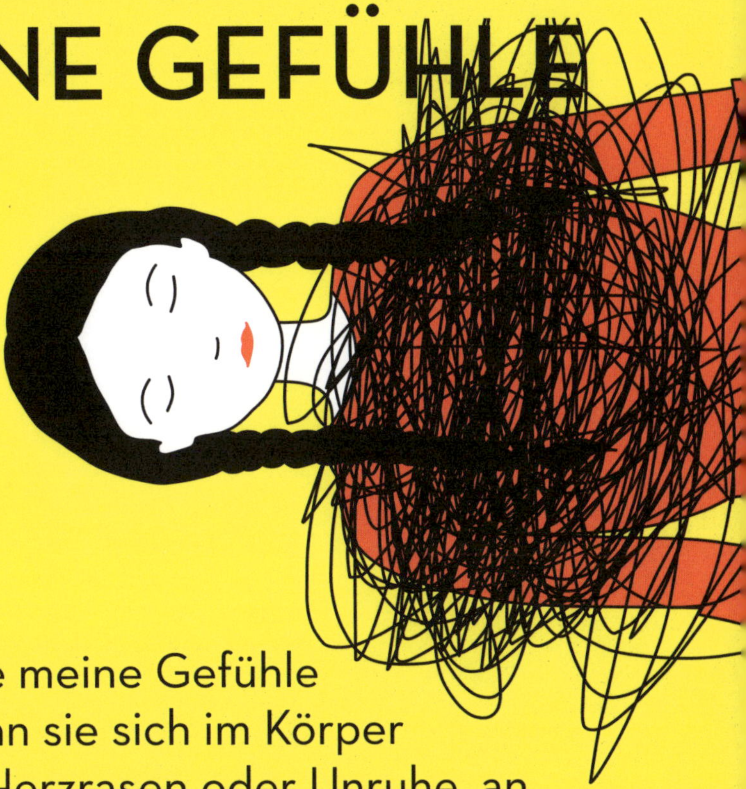

Ich bemerke meine Gefühle oft erst, wenn sie sich im Körper zeigen. Als Herzrasen oder Unruhe, an der Atmung oder plötzlich auftretender Müdigkeit. Manchmal weiss ich auch theoretisch, wie ich mich fühle, fühle aber nichts. Oder ich weiss, ich habe ein grosses Gefühl, kann es aber nicht benennen. Ich neige dazu, Gefühle intellektuell anzugehen. In Notfällen kommt mir das zugute, weil ich dann sehr ruhig bleiben kann.[3]

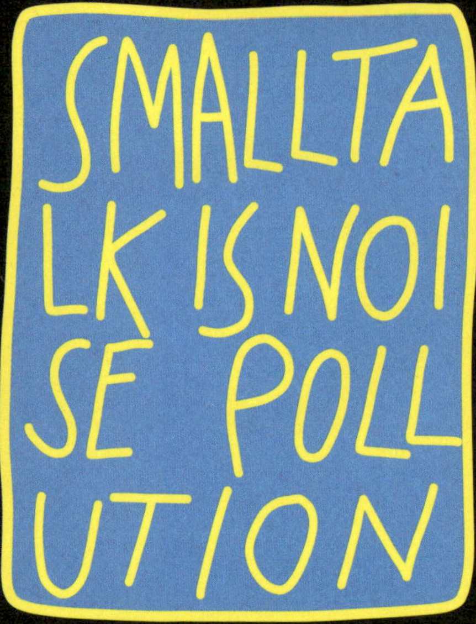

Manchmal benutze ich auch Hilfsmittel, um meine eigenen Gefühle besser definieren zu können. Musik eignet sich da besonders gut. Nach der Entdeckung habe ich zuerst ein Buch geschrieben, bevor ich mich mit meinen Gefühlen auseinandergesetzt habe.

Dass Menschen widersprüchliche Gefühle haben können, ist mir ein Rätsel. Ich habe ein Gefühl gar nicht oder mit Leib und Seele. Ich bin nicht einfach traurig. Ich BIN traurig. Nicht nur mein Kopf ist traurig, sondern auch der Bauch und die Beine und die Hände sind traurig.[4] Auch wenn die grossen Gefühle manchmal anstrengend sind und ich zuweilen Angst habe, dass mein Körper sie nicht aushalten kann, würde ich sie nie hergeben wollen. So traurig es auch sein kann, ganz traurig zu sein, so ist es doch auch etwas Schönes.

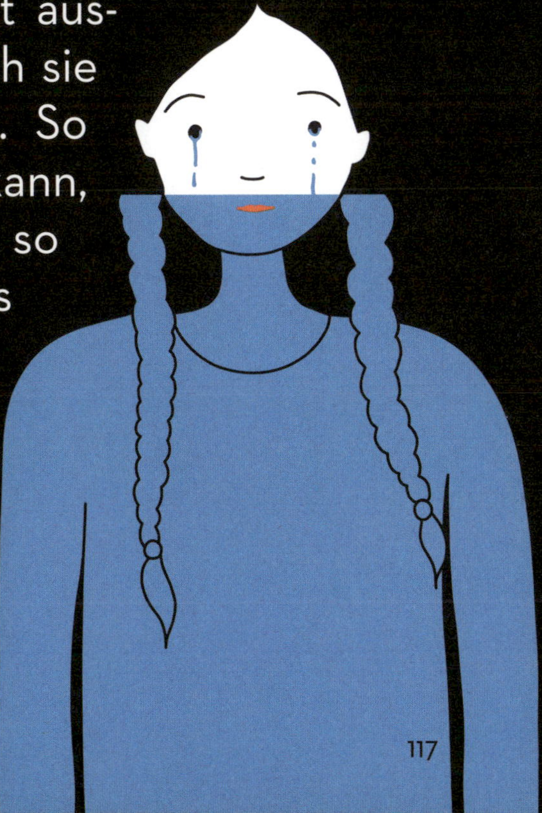

Die guten Gefühle habe ich ja auch in ganz Gross. Mein ganzer Körper kann sich über etwas freuen. Bis in die Fingerspitzen und die Ohrläppchen.

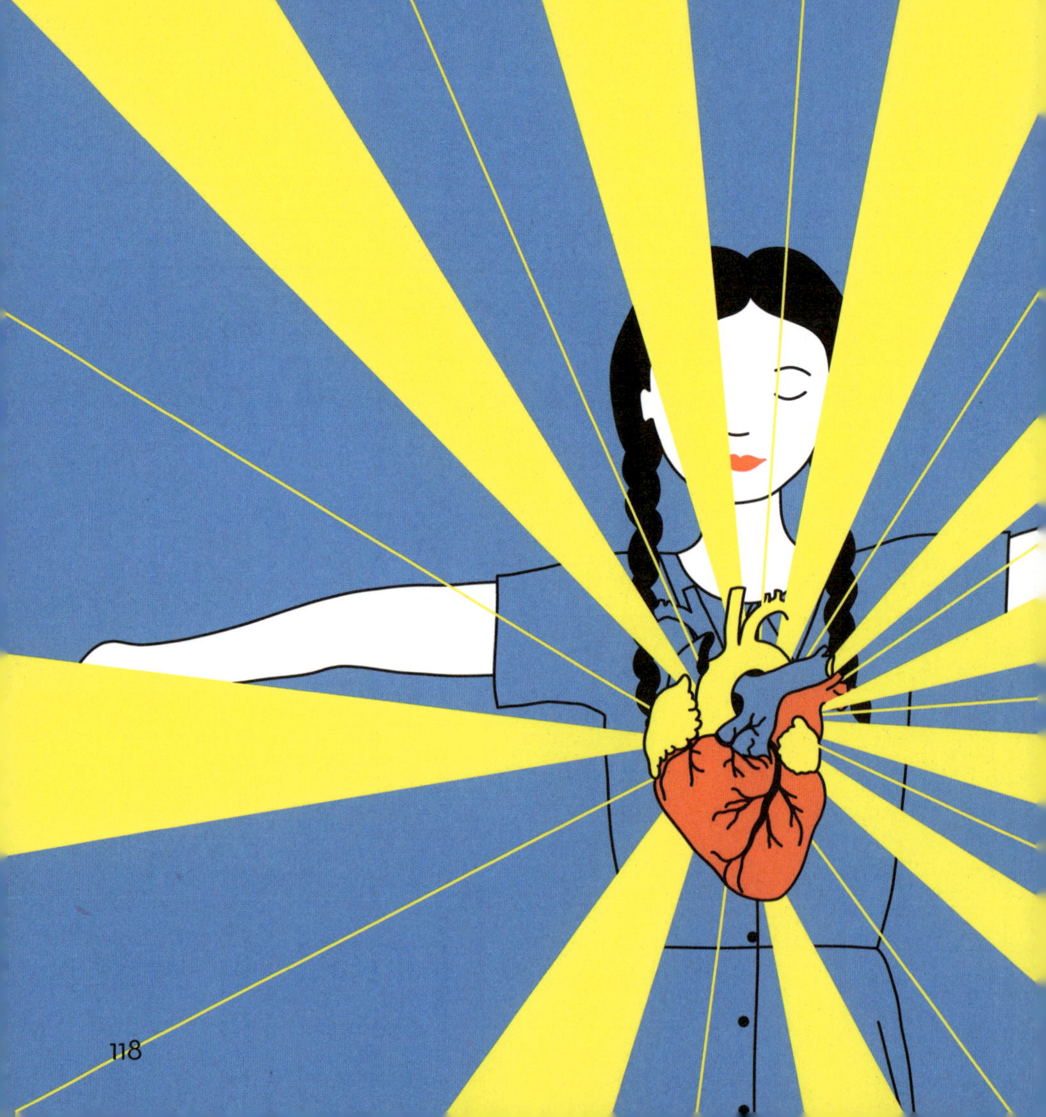

Ich kann ganz voll mit Liebe sein.

So voll, dass es sich manchmal anfühlt, als würde sie jeden Moment wie Licht aus mir herausplatzen und alles in Liebe hüllen.

Ich dachte lange, dass ich mit meinen Gefühlen übertreibe und dass ich sie besser regulieren müsse. Mittlerweile weiss ich, was für eine Bereicherung sie sind.

Mir sind vor allem die Grundgefühle vertraut.

ANGST
FREUDE
TRAUER
EKEL
WUT

Die subtileren Abstufungen und Varianten lerne ich gerade erst kennen. Oft habe ich auch einfach ein «Gefühl», und es ist gross und es ist da, ich kann ihm aber keinen Namen geben.

Manchmal hilft dann ein Gefühlskreis.

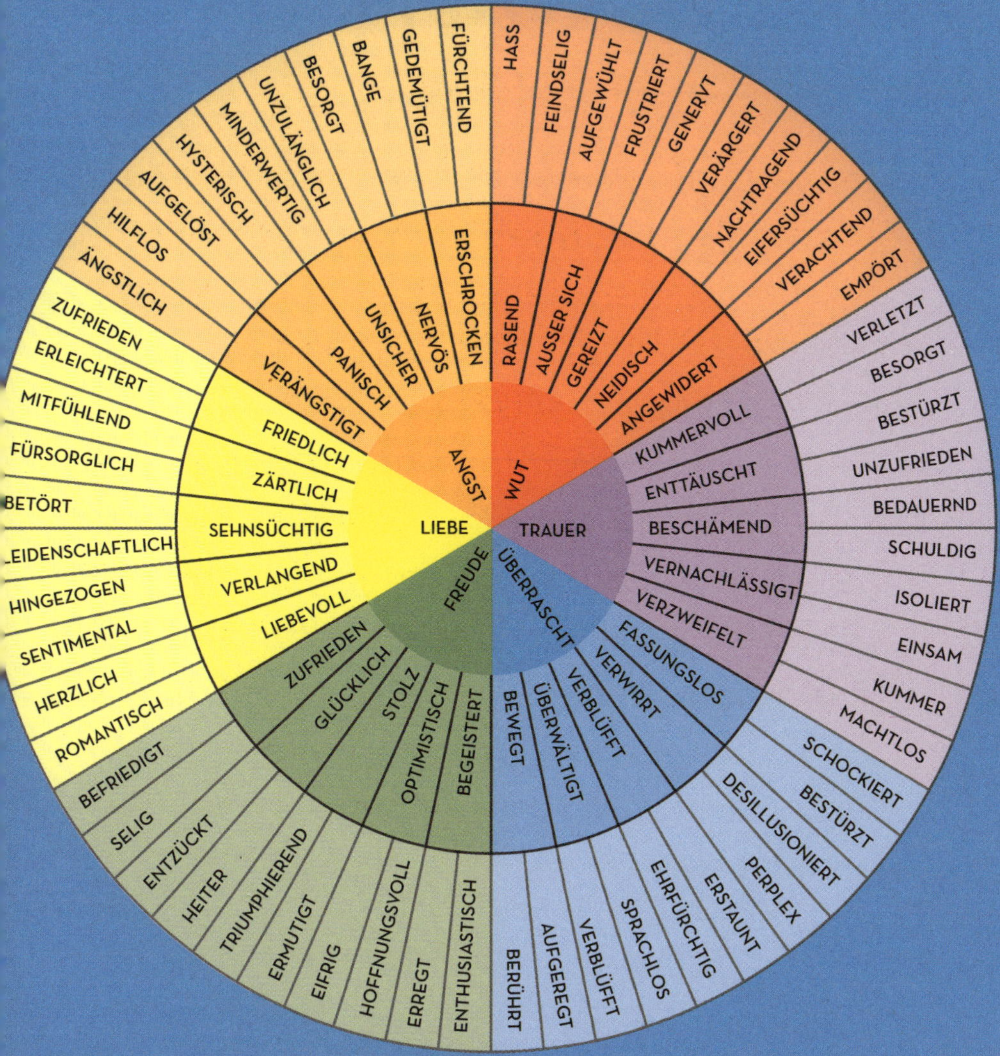

ANGST
WUT
TRAUER
ÜBERRASCHT
FREUDE
LIEBE
ERSCHROCKEN
NERVÖS
UNSICHER
PANISCH
VERÄNGSTIGT
RASEND
AUSSER SICH
GEREIZT
NEIDISCH
ANGEWIDERT
KUMMERVOLL
ENTTÄUSCHT
BESCHÄMEND
VERNACHLÄSSIGT
VERZWEIFELT
FASSUNGSLOS
VERWIRRT
VERBLÜFFT
ÜBERWÄLTIGT
BEWEGT
BEGEISTERT
OPTIMISTISCH
STOLZ
GLÜCKLICH
ZUFRIEDEN
LIEBEVOLL
VERLANGEND
SEHNSÜCHTIG
ZÄRTLICH
FRIEDLICH
FÜRCHTEND
GEDEMÜTIGT
BANGE
BESORGT
UNZULÄNGLICH
MINDERWERTIG
HYSTERISCH
AUFGELÖST
HILFLOS
ÄNGSTLICH
HASS
FEINDSELIG
AUFGEWÜHLT
FRUSTRIERT
GENERVT
VERÄRGERT
NACHTRAGEND
EIFERSÜCHTIG
VERACHTEND
EMPÖRT
VERLETZT
BESORGT
BESTÜRZT
UNZUFRIEDEN
BEDAUERND
SCHULDIG
ISOLIERT
EINSAM
KUMMER
MACHTLOS
SCHOCKIERT
BESTÜRZT
DESILLUSIONIERT
PERPLEX
ERSTAUNT
EHRFÜRCHTIG
SPRACHLOS
VERBLÜFFT
AUFGEREGT
BERÜHRT
ENTHUSIASTISCH
ERREGT
HOFFNUNGSVOLL
EIFRIG
ERMUTIGT
TRIUMPHIEREND
HEITER
ENTZÜCKT
SELIG
BEFRIEDIGT
ROMANTISCH
HERZLICH
SENTIMENTAL
HINGEZOGEN
LEIDENSCHAFTLICH
BETÖRT
FÜRSORGLICH
MITFÜHLEND
ERLEICHTERT
ZUFRIEDEN

FREMDE GEFÜHLE ODER AUCH

Menschen im Autistischen Spektrum werden oft als unempathisch dargestellt. Ich empfinde das anders. Sie sind überempathisch, und deshalb fällt es ihnen oft schwer, angemessen zu reagieren.[5]
Um auf fremde Gefühle angemessen reagieren zu können, muss ich oft erst das von der anderen Person empfundene Gefühl in mir suchen. So gehen fremde Gefühle manchmal einfach in mich hinein, und ich kann dann nicht mehr zwischen meinen und den fremden Gefühlen unterscheiden. Sogar bei Filmen ist das oft so.

EMPATHIE

In Gruppensituationen bin ich schnell überfordert, weil ich automatisch alle Gefühle der anderen fühle, dann werde ich manchmal einfach abgeschaltet.

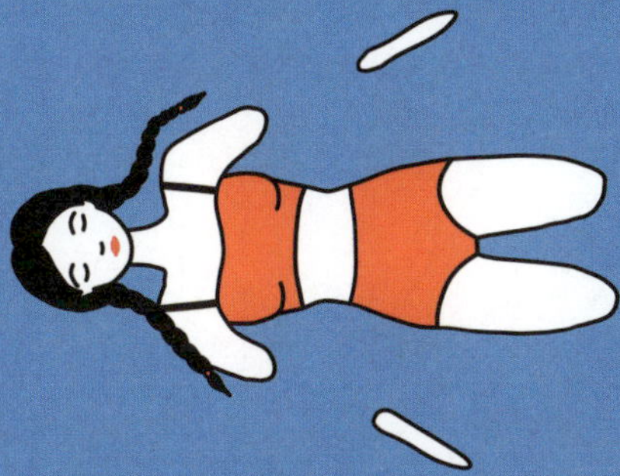

Manchmal stelle ich mir dann vor, wie ich in einem Fluss treibe, und die fremden Gefühle werden aus mir herausgespült.

ANGST

Ich verwende hier das Wort «Angst», obwohl es im Sprachgebrauch oft falsch benutzt und konnotiert wird. Durch die Wörter «Angst» und «Furcht» wird eigentlich wunderbar ein Unterschied sichtbar gemacht.

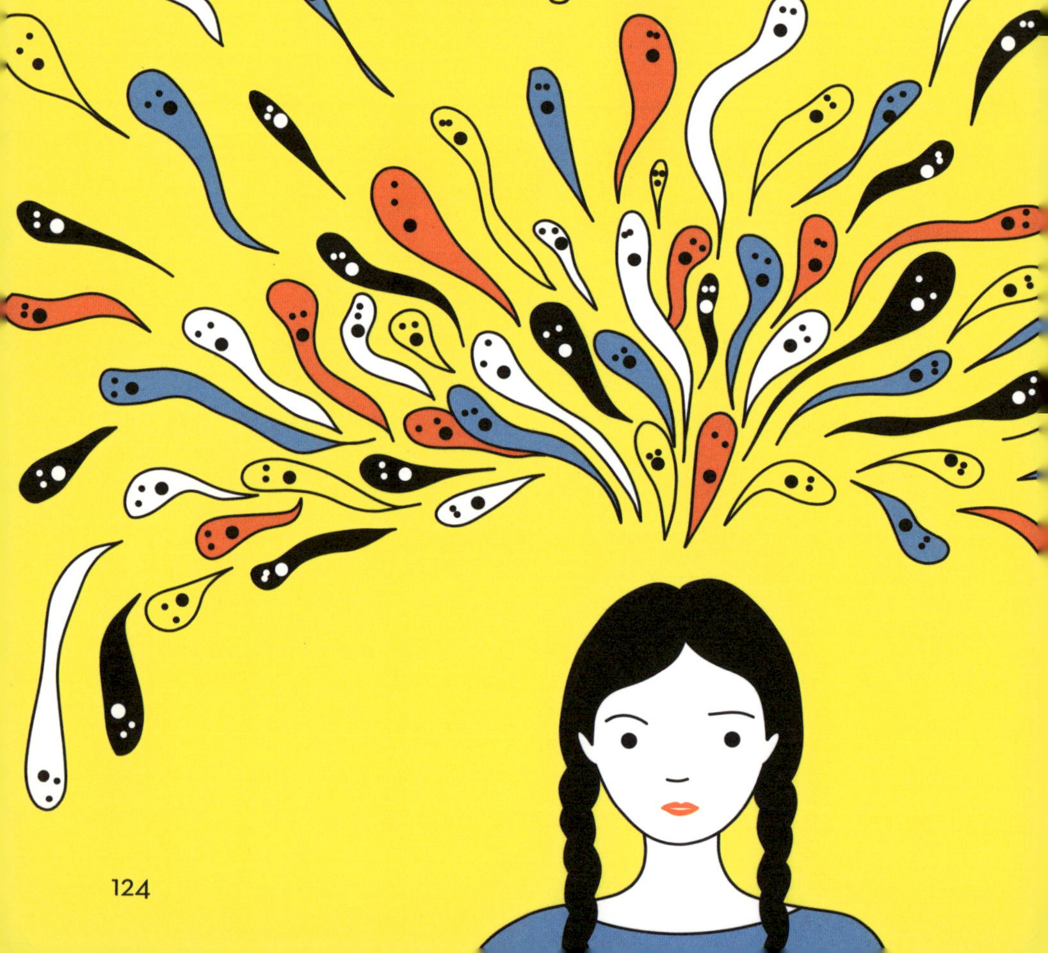

FURCHT
ist eine angemessene kognitive und emotionale Reaktion auf eine konkret wahrgenommene Bedrohung.

ANGST
zeigt sich mehr durch innere und äussere Unruhe und somatische Beschwerden. Sie ist eher ein subjektives Wahrnehmen von Unbehagen und Sorge.

Nach dieser Definition ist Angst das, was viele Menschen im Autistischen Spektrum häufig erleben.[6]

Ich mache mir oft viele Sorgen. Ich überlege mir nicht nur ausführlich, was alles irgendwie schieflaufen könnte, sondern wäge jeden möglichen Ablauf und Ausgang einer Situation ab, bis ich auf alles vorbereitet bin.
Viel unnötige Arbeit. Ich weiss.
In der Vergangenheit hat das sogar zu Panikattacken geführt.

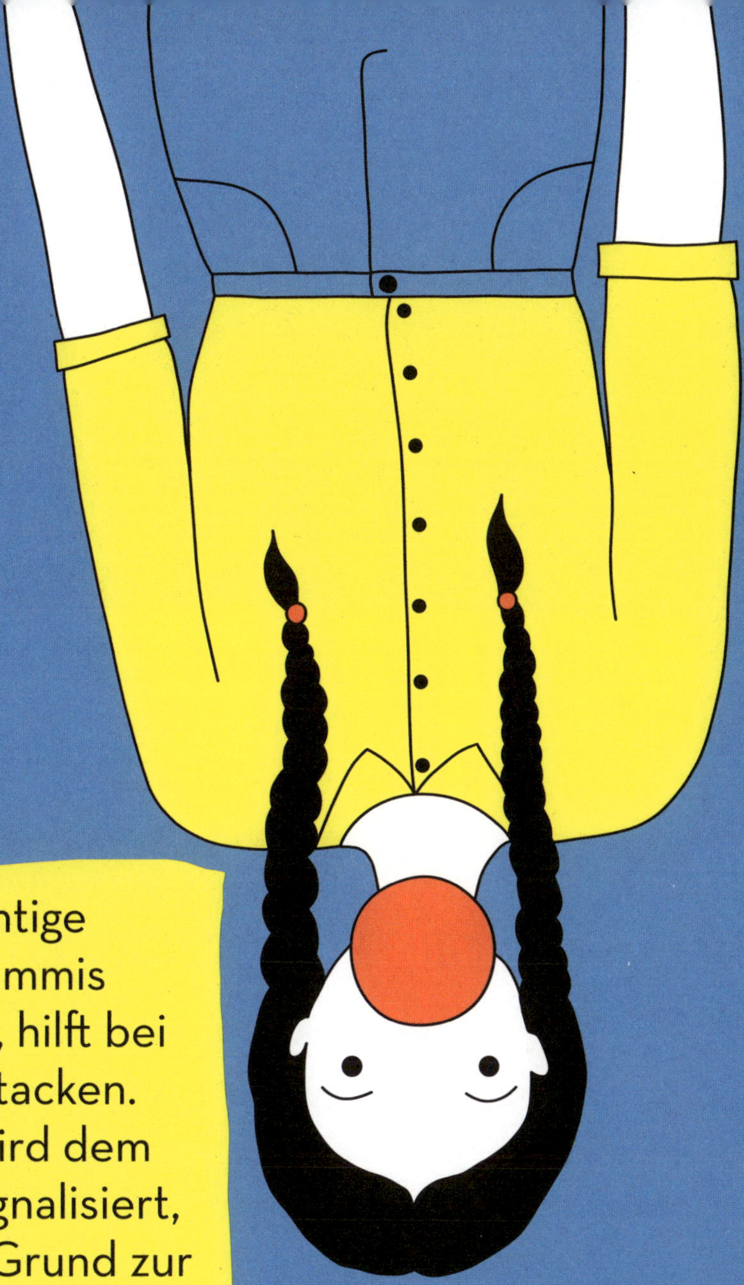

Fruchtige
Kaugummis
zu kauen, hilft bei
Panikattacken.
Damit wird dem
Gehirn signalisiert,
dass kein Grund zur
Panik besteht,
weil ja Zeit da ist,
um zu essen.

MELTDOWN UND SHUTDOWN

Meltdowns und Shutdowns sind Gefühlszustände, die viele Menschen im Autistischen Spektrum erleben. Sie lassen sich gut mit dem

FIGHT-FLIGHT-FREEZE-MODELL
erklären. Also
KÄMPFEN-FLIEHEN-ERSTARREN.

Wenn eine Person in einer Situation ist, in der das Fliehen unmöglich ist, kann sie entweder kämpfen (Meltdown) oder erstarren (Shutdown).

Manchmal folgt ein Shutdown auf einen Meltdown, manchmal umgekehrt, manchmal ist es eine Kombination.[7]

Diese Gefühlszustände können entstehen, wenn es beispielsweise zu einer plötzlichen Reizüberflutung kommt oder diese sich über längere Zeit aufgebaut hat, wenn die Routine auseinanderfällt, wenn sozial zu viel gefordert wird, unerwartete Verantwortung übergeben oder Erwartungen gestellt oder die Gefühle zu überwältigend werden.

Das Autistische Gehirn schaltet in den KATASTROPHEN-MODUS um.

Wenn der Meltdown da ist,
gibt es kein Entfliehen mehr.
Kein Rationalisieren.
Kein Erklären.

Meltdowns sind keine Tobsuchtsanfälle. Ein Tobsuchtsanfall hat einen Anlass (meist, dass etwas nicht so läuft wie gewünscht) und braucht ein Publikum. Ein Meltdown ist die Reaktion auf eine Reizüberflutung und manchmal vorhersehbar. Er kann sich durch unruhige Bewegungen, Schreien, verbale und tätliche Angriffe oder Hyperventilation zeigen. Die Überflutung wird nach aussen getragen – als Explosion.[8]

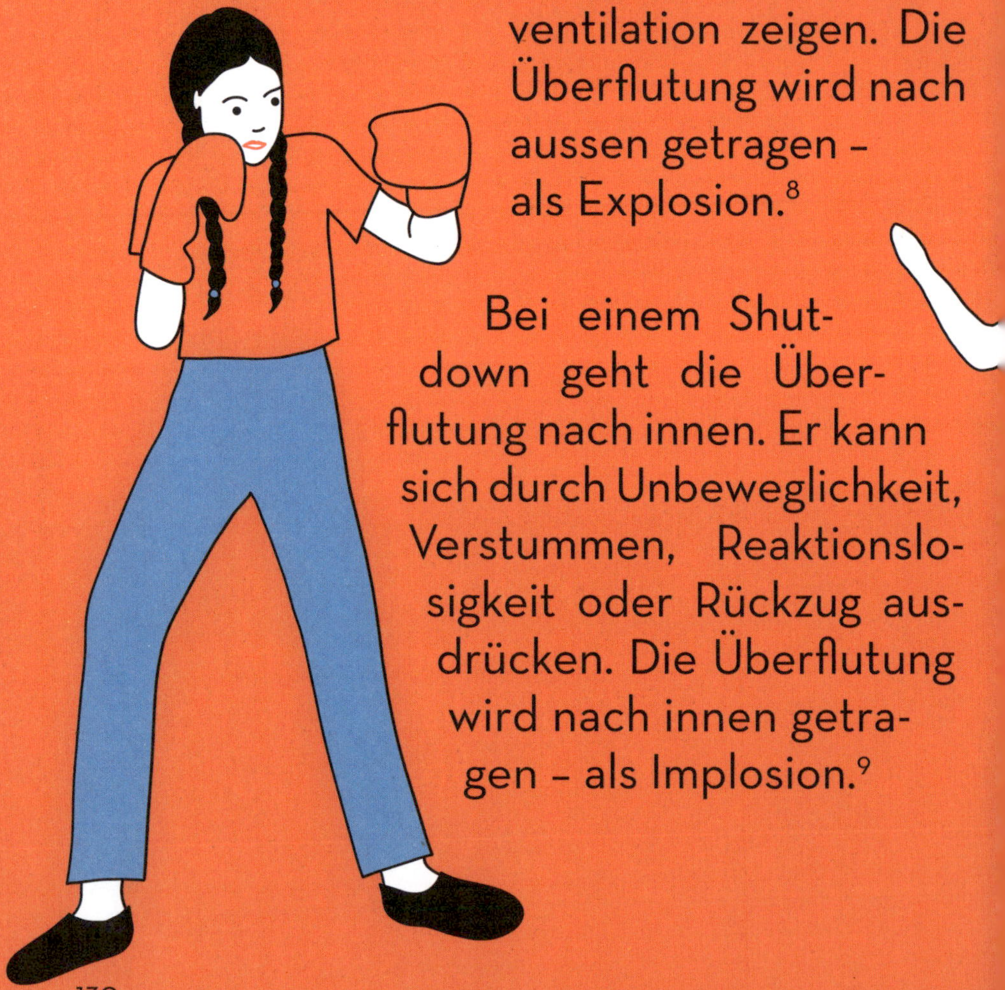

Bei einem Shutdown geht die Überflutung nach innen. Er kann sich durch Unbeweglichkeit, Verstummen, Reaktionslosigkeit oder Rückzug ausdrücken. Die Überflutung wird nach innen getragen – als Implosion.[9]

Bei mir fühlt es sich dann an, als wären die Wörter in meinem Kopf zu gross für meinen Mund.

Wenn Meltdown oder Shutdown vorbei sind, sind auch die aufbrausenden Gefühle wie weggeblasen. Was folgt, sind häufig Scham und Schuldgefühle. Weil die Person weiss, dass sie überreagiert hat, vielleicht verletzend und irrational war. Wenn die Vorzeichen bekannt sind, können viele Melt- und Shutdowns vermieden werden.[10] Sie entstehen selten plötzlich, sondern bauen sich langsam auf. Was das Fass schliesslich zum Überlaufen bringt, kann sehr klein und unbedeutend sein. Aus diesem Grund wirken sie oft wie eine Überreaktion.

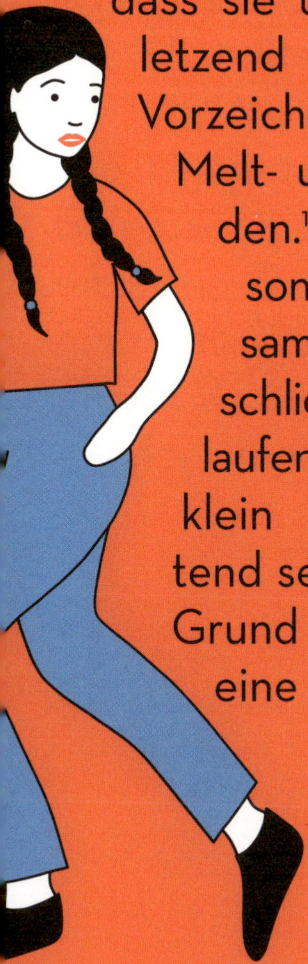

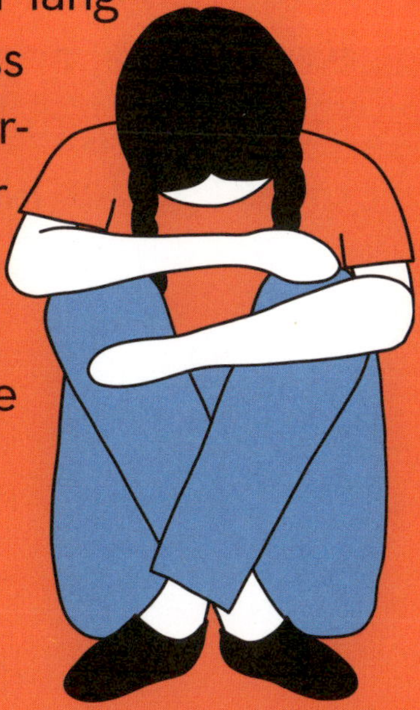

Als Kind hatte ich extreme Meltdowns, ich brüllte und schrie, warf Sachen umher oder griff körperlich an. Heute bemerke ich im Vorfeld, dass ich mit aller Kraft versuche, präsent zu bleiben; manchmal bin ich sehr lange in diesem Zustand, sehe aber keine Möglichkeit, mich aus der Situation zu entfernen. Dann kommt der Moment, in dem ich die Kontrolle verliere. Meistens ist der Auslöser etwas, das mich überfordert und überrascht. Ich bemerke, dass ich nicht die Kraft habe, angemessen zu reagieren. Mein Gehirn beginnt zu vibrieren und ich werde unruhig. Der Fluchtinstinkt setzt ein. Ich gerate ins Schleudern.

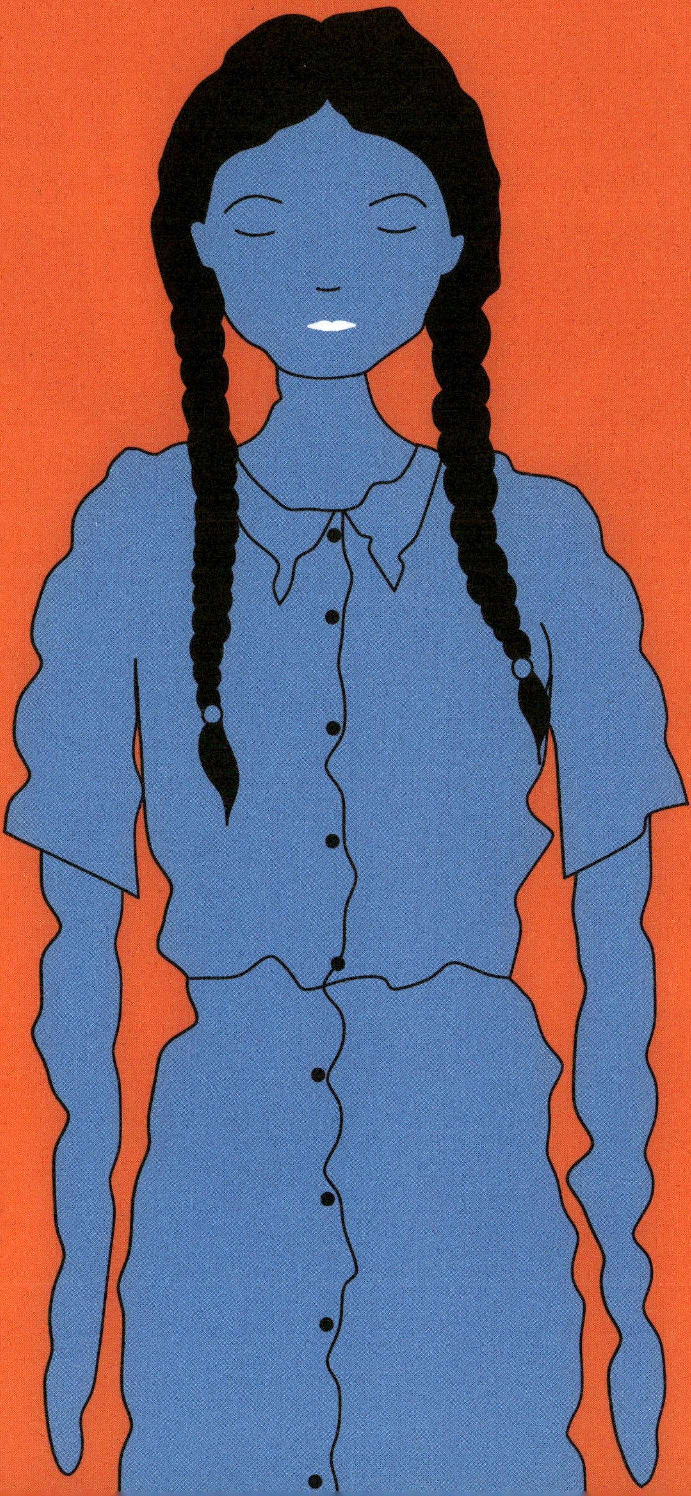

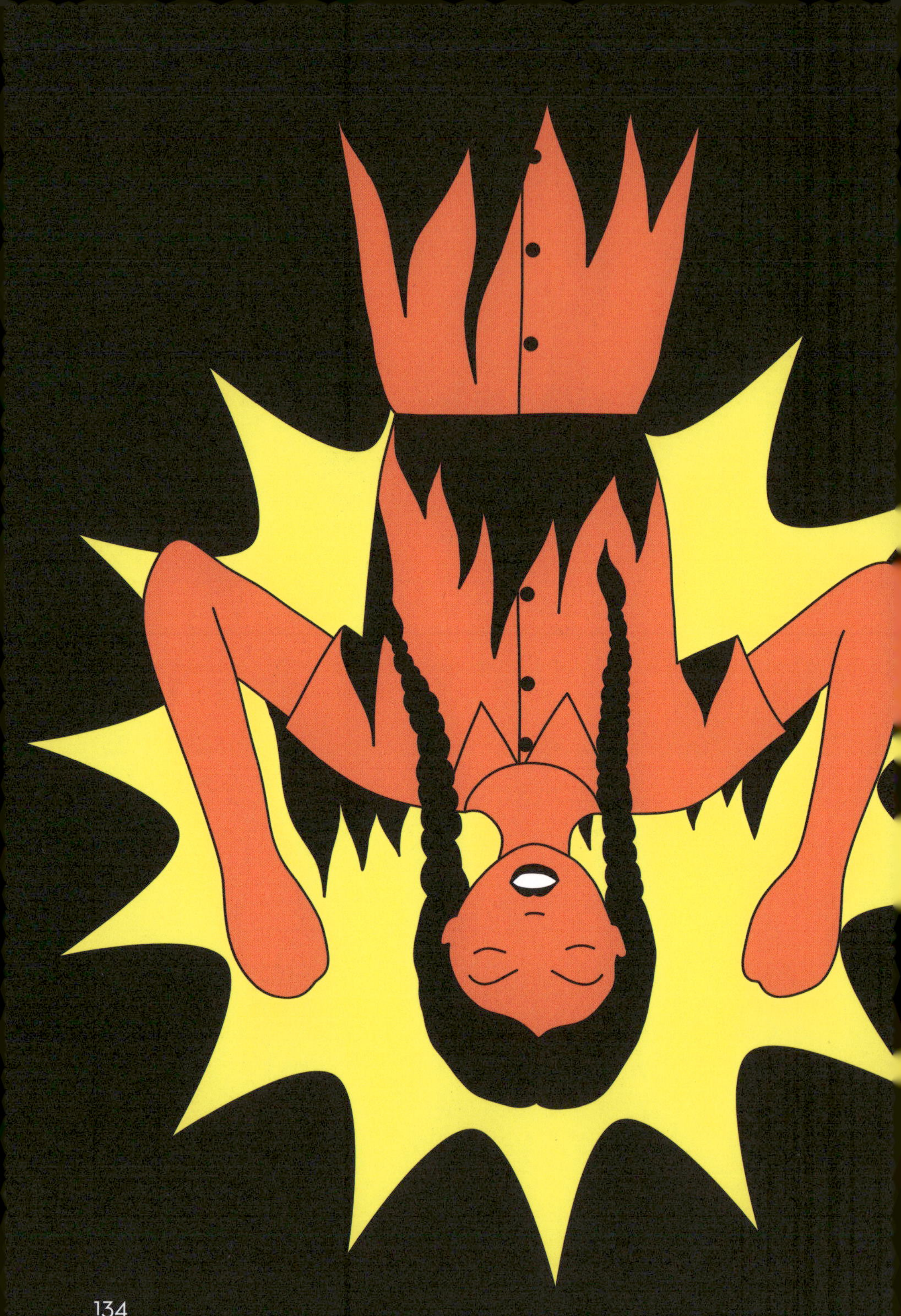

Mein Gehirn schreit. Dann beginnt etwas in mir hochzurollen, wie eine Lawine, ein Sturm, ein Vulkan. Ist es oben angekommen, gibt es kein Halten mehr. Der Schrei in meinem Kopf ist so laut, dass ich nicht mehr fähig bin, rational zu bleiben. Ich werde irrational, instinktiv, verletzend, vorwurfsvoll, hässlich. Ich kann nicht mehr unterscheiden zwischen Freund oder Feind. Alles auf der Welt fühlt sich falsch an. Ich bin falsch. Die anderen sind falsch. Meine Gedanken und Worte werden unkontrollierbar. Manchmal versuche ich, einen Meltdown durch einen Shutdown zu verhindern, damit ich nicht auch noch andere verletze. Gelingt das nicht, wird der Meltdown schlimmer.

Ist es überstanden, kommt die zweite Welle. Die zweite Welle ist Erschöpfung, Leere, Schuld, Scham und Selbsthass. Sie ist noch schwerer zu ertragen als der Meltdown. Ich brauche ein Bad, eine feste Umarmung, Ruhe, einfach Nicht-Müssen, Schlaf, Liebe, etwas zu essen. Die Scham- und Schuldgefühle wegen meines Verhaltens sind oft so gross, dass ich nicht aufhören kann, es wiedergutmachen zu wollen, und ein Kreislauf beginnt.

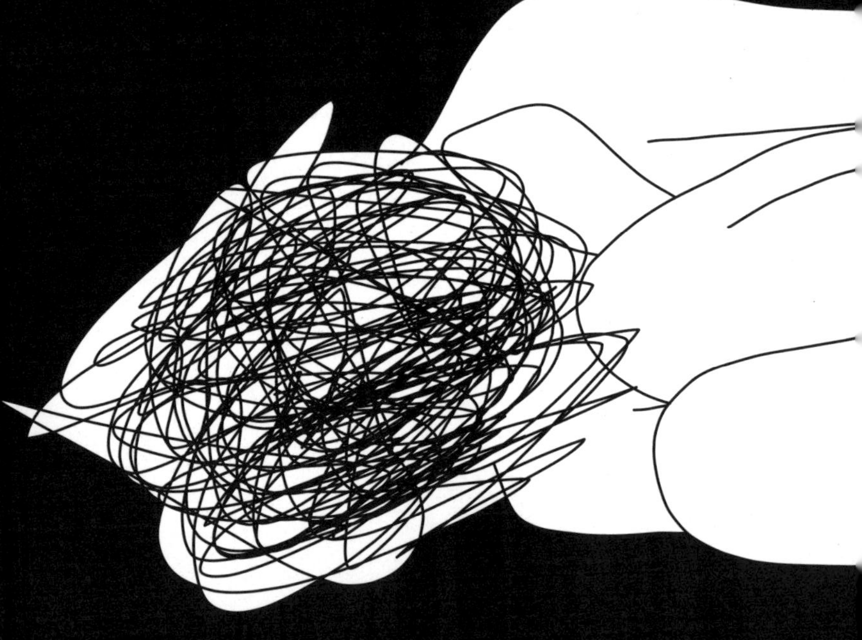

Ich wurde so oft bestraft, missverstanden und beschämt für diese Momente, dass ich mit meinem neuen Wissen gerade erst lerne, einen gesunden und akzeptierenden Umgang damit zu finden. Meltdowns sollen keine Entschuldigung für verletzendes Verhalten sein – es muss aber klar unterschieden werden, wann etwas ein Meltdown ist und wann boshaftes Verhalten. Dann kann angemessen damit umgegangen werden.

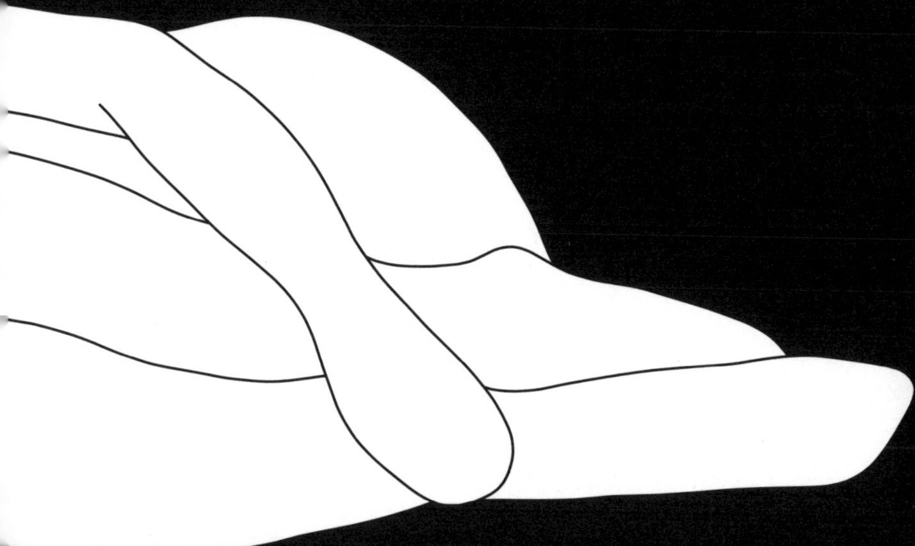

FAWN-RESPONSE

Das Fight-Flight-Freeze-Modell ist ohne die Fawn-Reaktion nicht vollständig. Fawn bedeutet auf Deutsch Rehkitz. Mit dieser Reaktion ist Unterwerfung, Bindung, Anpassung, Schmeichelei und Co-Abhängigkeit gemeint. In etwa so, als würde der Preis für eine Beziehung die Aufgabe aller eigenen Bedürfnisse sein.[11]

Wenn Gefahr besteht, passt sich die Person an und steckt die eigenen Bedürfnisse zurück, in der Hoffnung, Sicherheit zu erreichen.

Manche Menschen im Autistischen Spektrum sind sehr gut im Spiegeln von Erwartungen. Eigentlich ist die Fawn-Reaktion eine extreme Form von Masking. Unter Masking wird eine soziale Strategie bezeichnet, die es Menschen im Autistischen Spektrum erlaubt, in einer neurotypischen Welt zu leben. Sie wird unter anderem benutzt, um die Neurodiversität zu kaschieren und besser in die Gesellschaft zu passen.[12]

Im Nachspiel eines Meltdowns herrscht das Gefühl vor, dass etwas wiedergutgemacht werden muss und noch mehr.
Gerade bei Frauen, die erst spät die Entdeckung machen, wurden die eigenen Bedürfnisse schon so lange unterdrückt und hintangestellt, dass sie ganz neu lernen müssen, in sich hineinzuhören.

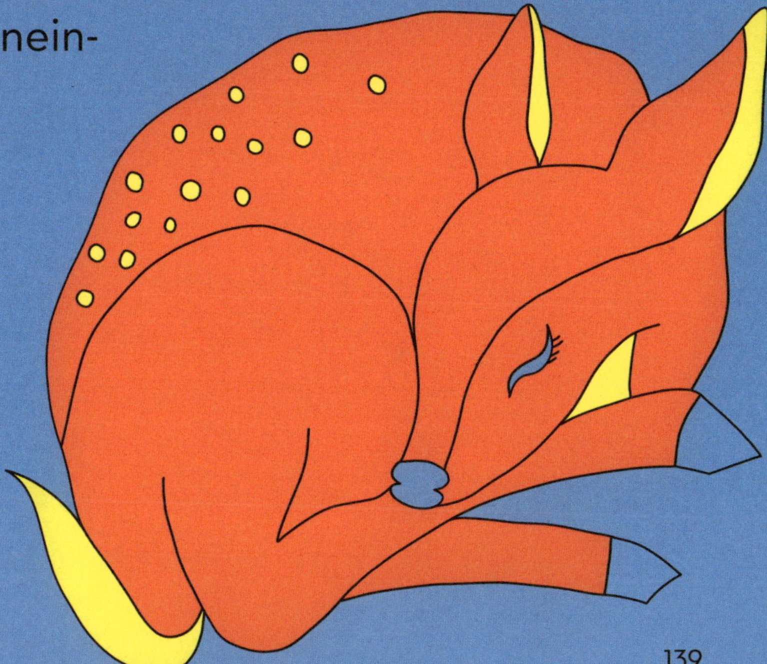

DEPRESSION UND

Depression wird als «eine physische und psychische Erschöpfung und ein Gefühl der Traurigkeit und Leere»[13] bezeichnet.

Menschen im Autistischen Spektrum erleben in einer erschreckenden Häufigkeit Depressionen.

Ein geringes Selbstwertgefühl durch Andersartigkeit, geistige Erschöpfung vom Sich-Anpassen, von sensorischer Reizüberflutung und dem Verarbeiten von sozialen Interaktionen sowie die ständige Besorgnis sind nur einige der möglichen Ursachen.

AUTISTISCHES BURNOUT

Auch ich habe schon viele dunkle Phasen erlebt. Ich fühle mich dann sehr zerbrechlich und leer. So, als wäre die Erdanziehungskraft stärker geworden und ich aus Papier. Mittlerweile verstehe ich besser, dass es meistens eher ein Autistisches Burnout war.

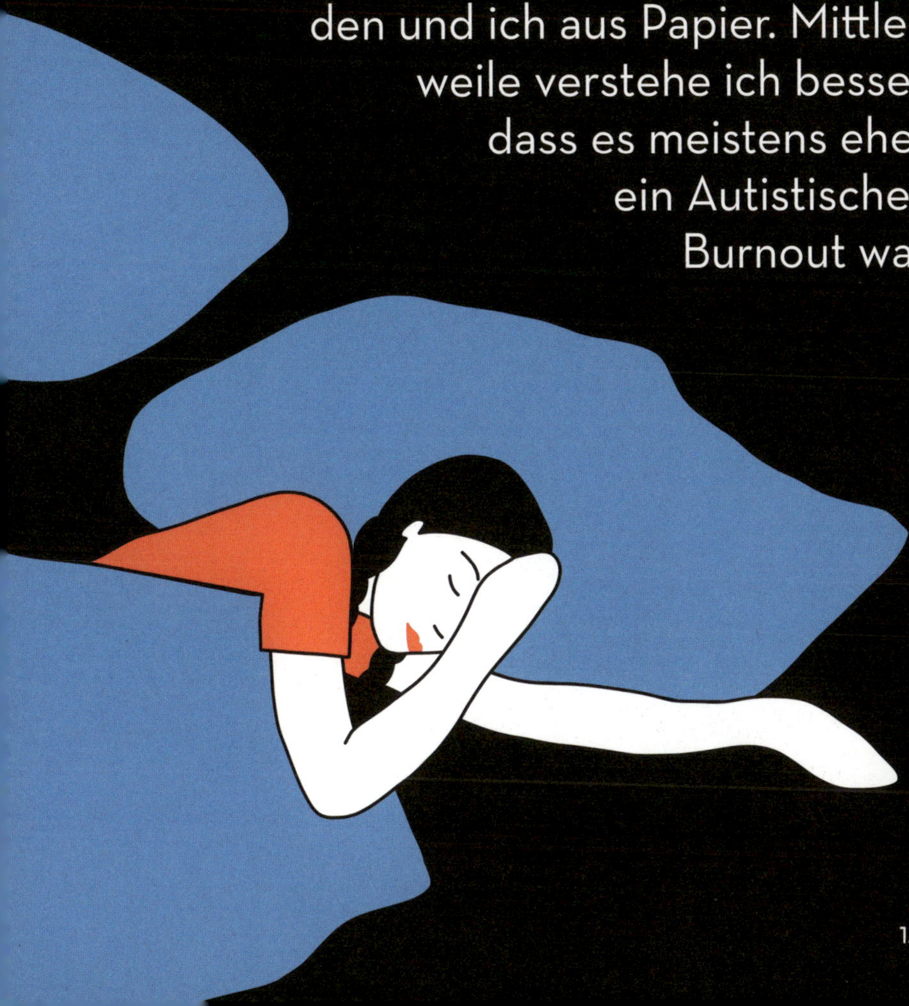

Ein Autistisches Burnout fühlt sich wie ein Überlebensmechanismus meines Körpers an, damit ich endlich anhalte. Es kommt dazu, wenn ich mehr Energie verbrauche, als ich auflade. Hauptsächlich, wenn ich mich zu lange am Stück der neurotypischen Welt anpassen muss.

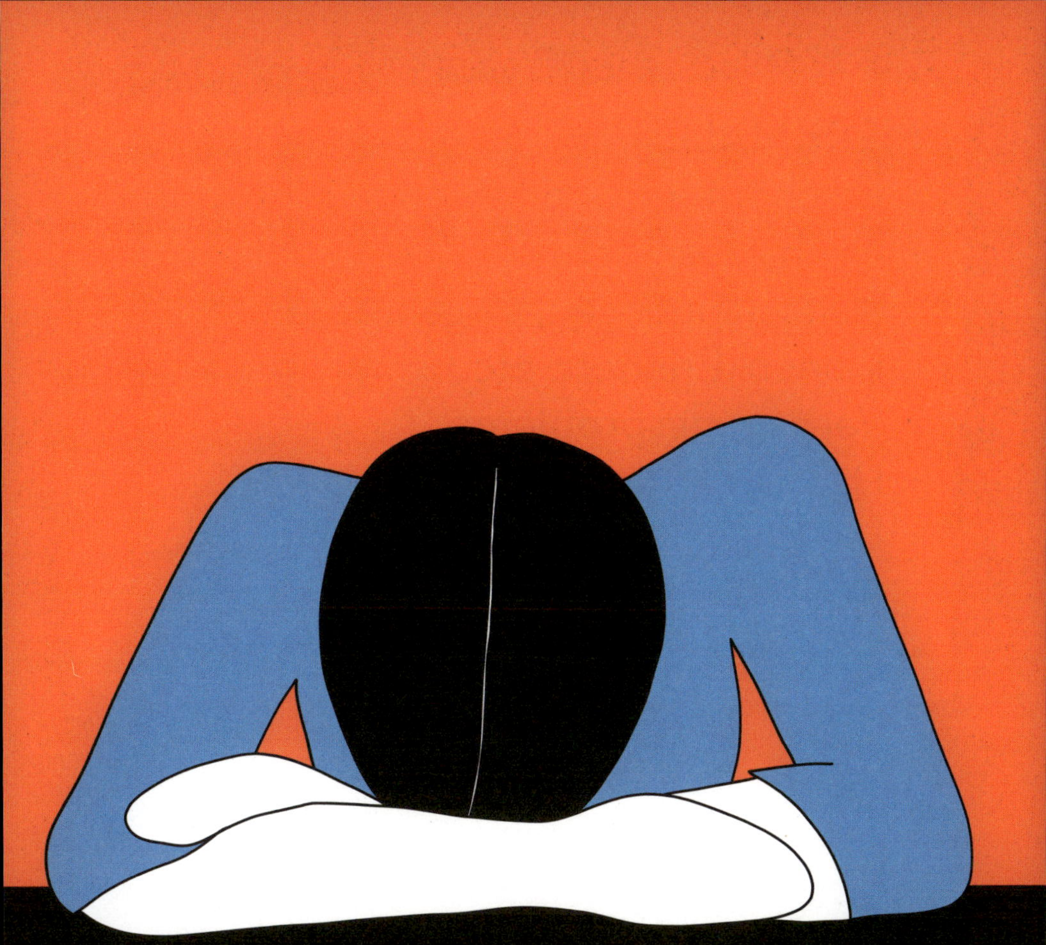

Ich werde dann nicht Autistischer, ich habe einfach weniger oder keine Energie mehr, um so zu tun als ob. In unserer Gesellschaft wird im Zusammenhang mit Autismus oft den Angepassten applaudiert; so lernen wir, dass wir nur gesellschaftlichen Wert haben, wenn wir als Neurotypische agieren und uns anpassen.

MERKMALE[14]

- Erschöpfung und fehlende Motivation
- Nachlassen der kognitiven Fähigkeiten (Entscheidungen, Organisieren, Planen, Erinnern etc.)
- Verdauungsprobleme
- Häufigere Melt- und Shutdowns
- Unfähigkeit, zu maskieren und Verlust von erlernten sozialen Strategien
- Erhöhte sensorische Sensibilität

URSACHEN

- Chronisches Maskieren und unterdrücktes Autistisches Verhalten
- Zu viel zu tun
- Zu viel Stress, auch selbstauferlegter
- Externe Erwartungen, die grösser sind als die Fähigkeit, sie zu erfüllen
- Gute oder schlechte Veränderungen (Beziehungen, Jobs, Wohnsituation, Routinen etc.)

STRATEGIEN

- Eine längere Pause, Zeit im Allgemeinen
- Sensorische und soziale Diät, also Reduktion
- Bewegung
- Das Einhalten von Routinen
- Hilfe annehmen
- Grenzen setzen und Nein sagen
- Alleinsein
- Ruhe und Stille
- Reduzierte Erwartungen von aussen und an sich selbst
- Seinen Enthusiasmen nachgehen

8. SOZIALES

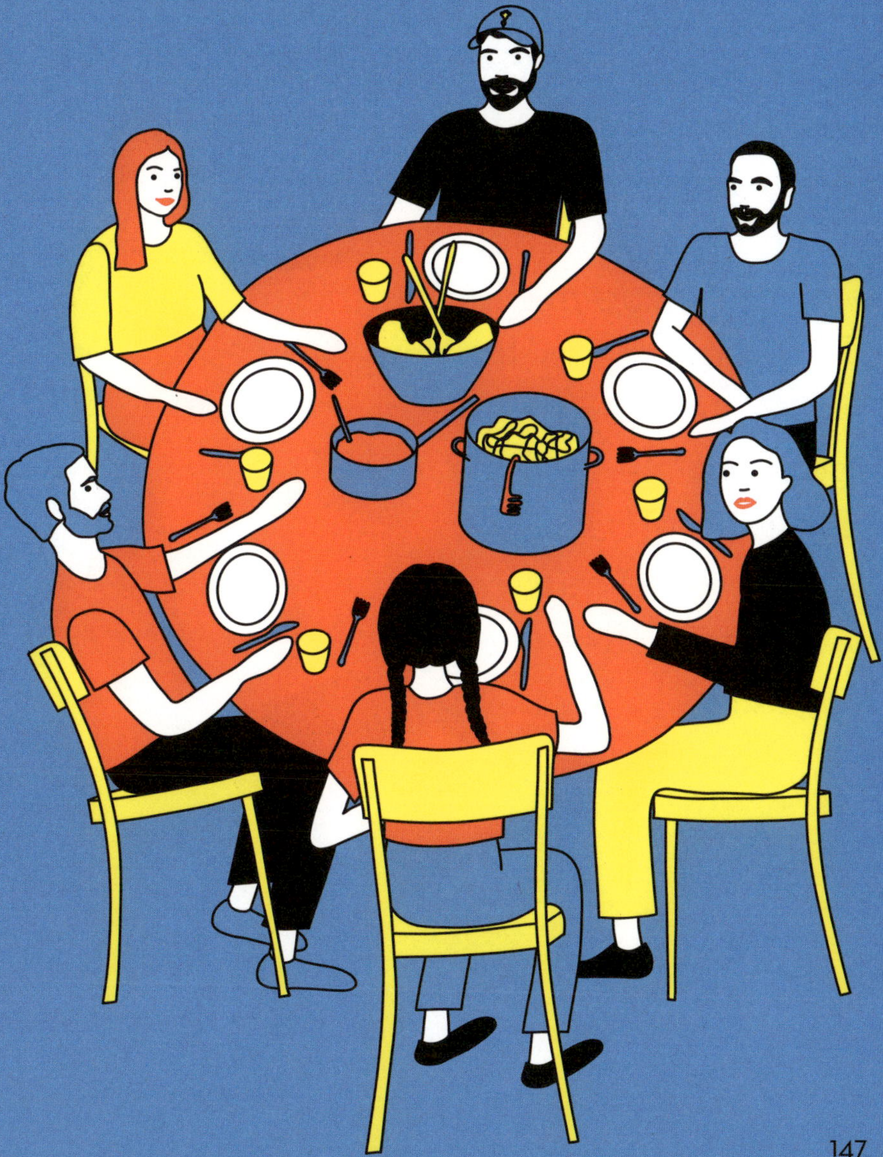

Soziale Interaktionen sind für Menschen im Autistischen Spektrum oft mit Unsicherheit, Frustration und Angst verbunden[1], da die meisten Komplikationen erst in der Interaktion mit dem Umfeld entstehen und nicht, wenn die Menschen allein sind. Je mehr Personen an der Interaktion beteiligt sind, umso mehr soziale, verbale und nonverbale Informationen müssen verarbeitet werden.[2]

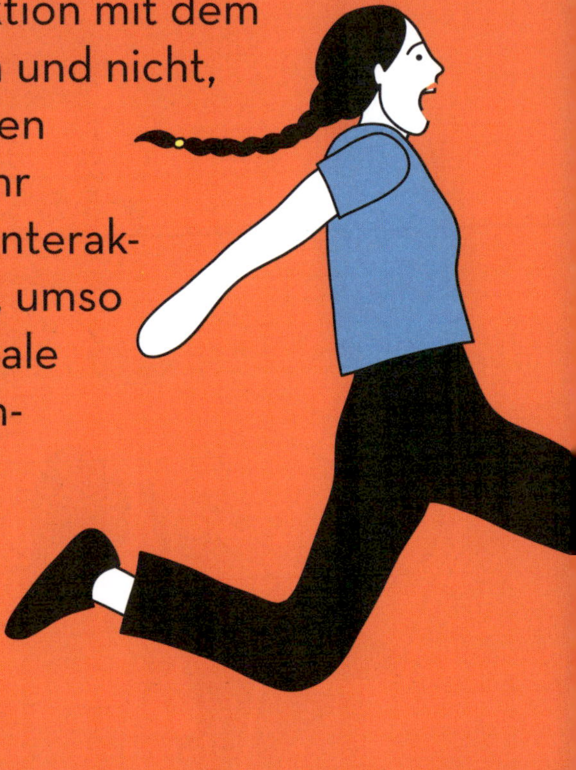

Die sozialen Regeln werden nicht intuitiv erfasst, sondern müssen wie eine Fremdsprache gelernt und angewendet werden. Es dauert oft viele Jahre, bis die soziale Grammatik, mit Regeln und Ausnahmen, erlernt ist.[3] Als Autistischer Mensch zu versuchen, an einer neurotypischen Konversation teilzunehmen, ist wie auf ein Laufband mit Höchstgeschwindigkeit aufzuspringen. Soziale Regeln werden manchmal auch erst erkannt, wenn sie unwissend gebrochen wurden.

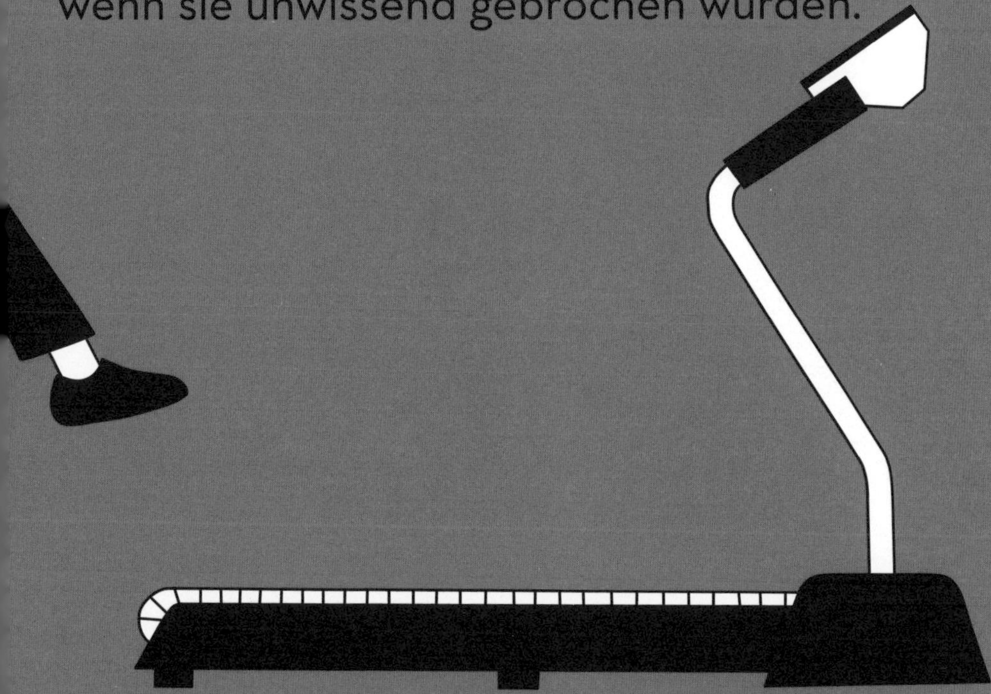

Mir wurde oft gesagt, dass ich Menschen hassen würde. Das stimmt nicht. Ich liebe Menschen, sie überfordern mich nur. Ich brauche für sie soziale Energie, und da ich wenig davon habe, muss ich gezielt entscheiden, wem ich diese Energie gebe.

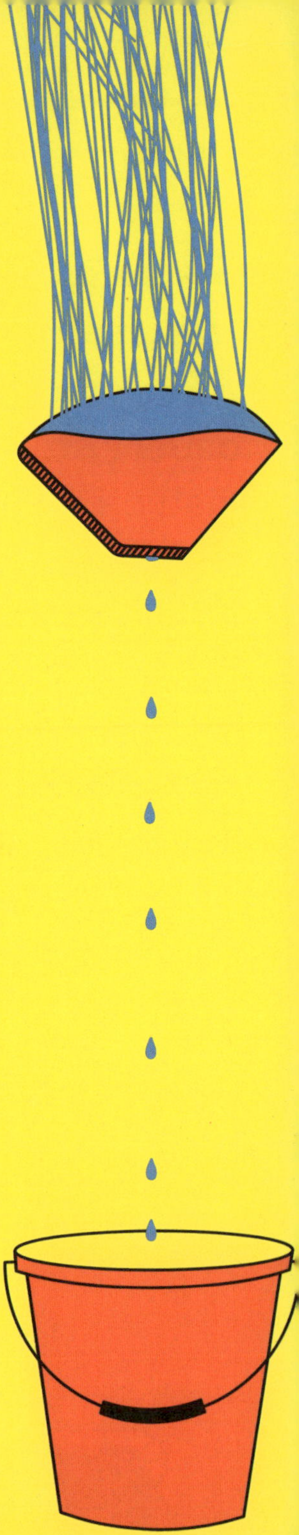

Tony Attwood benutzt das Bild des sozialen Eimers[4], das in Kombination mit dem Kaffeefilter und dem Spaghettisieb von Kapitel 5 verwendet werden kann. Ein grosser Putzeimer steht da einem Tässchen gegenüber. Der Eimer fasst viel mehr Wasser und ist weniger schnell voll, weil das Wasser ja nur durch den Kaffeefilter hineintropft. Das Tässchen ist ganz schnell voll, und dann läuft das Wasser noch durch ein Spaghettisieb.

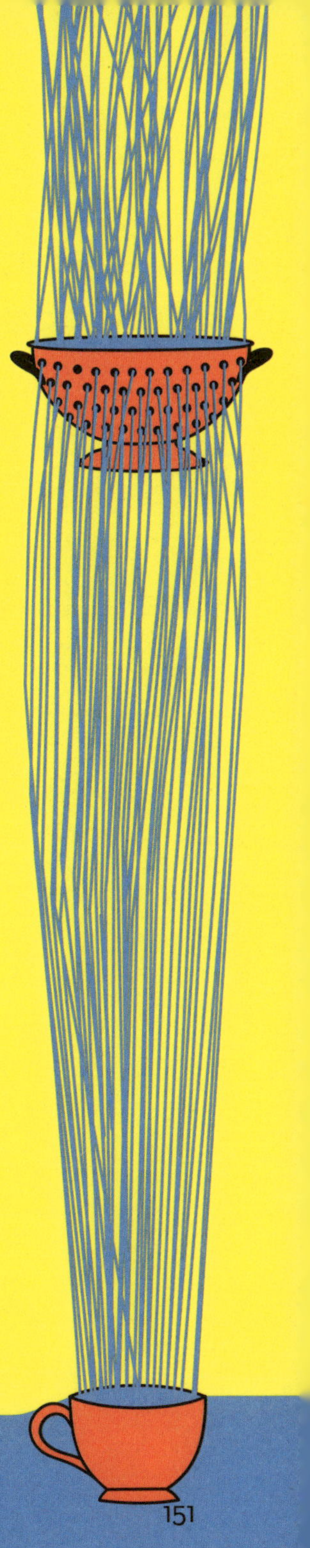

Ich habe oft das Gefühl, dass ich eine andere Sprache spreche. Als hätten meine Informationen eine andere Wellenlänge. Ich kann meine Wellenlänge anpassen, es kostet mich aber sehr viel Energie und fühlt sich erzwungen und unecht an. Wenn ich das zu viel oder zu lange mache, fühle ich mich einsam und leer.

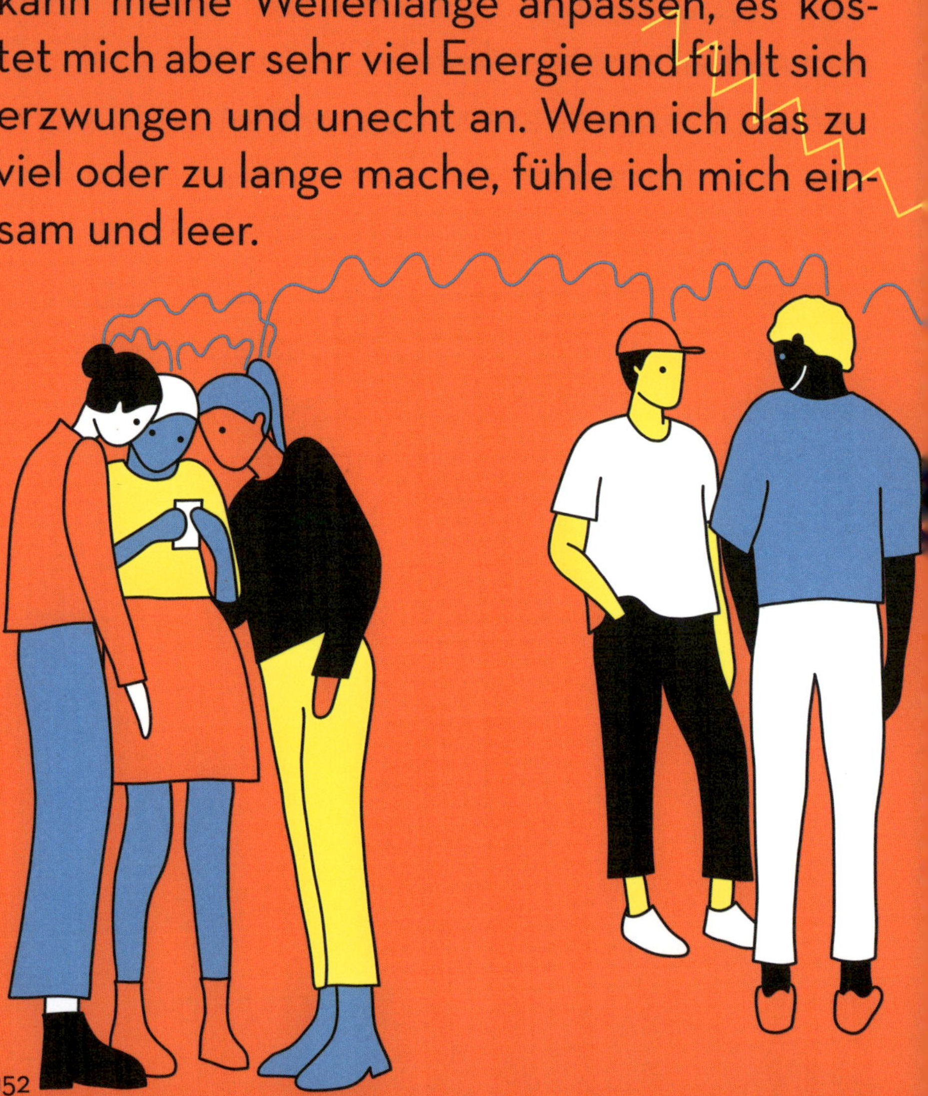

Es gibt Menschen, mit denen erarbeite ich gemeinsam eine neue Wellenlänge, ein wechselseitiges Entgegenkommen. Und dann gibt es Menschen, da treffen sich die Wellenlängen und die Interaktion ist mühelos. Wir erkennen uns und kommen an einem Ort zusammen.

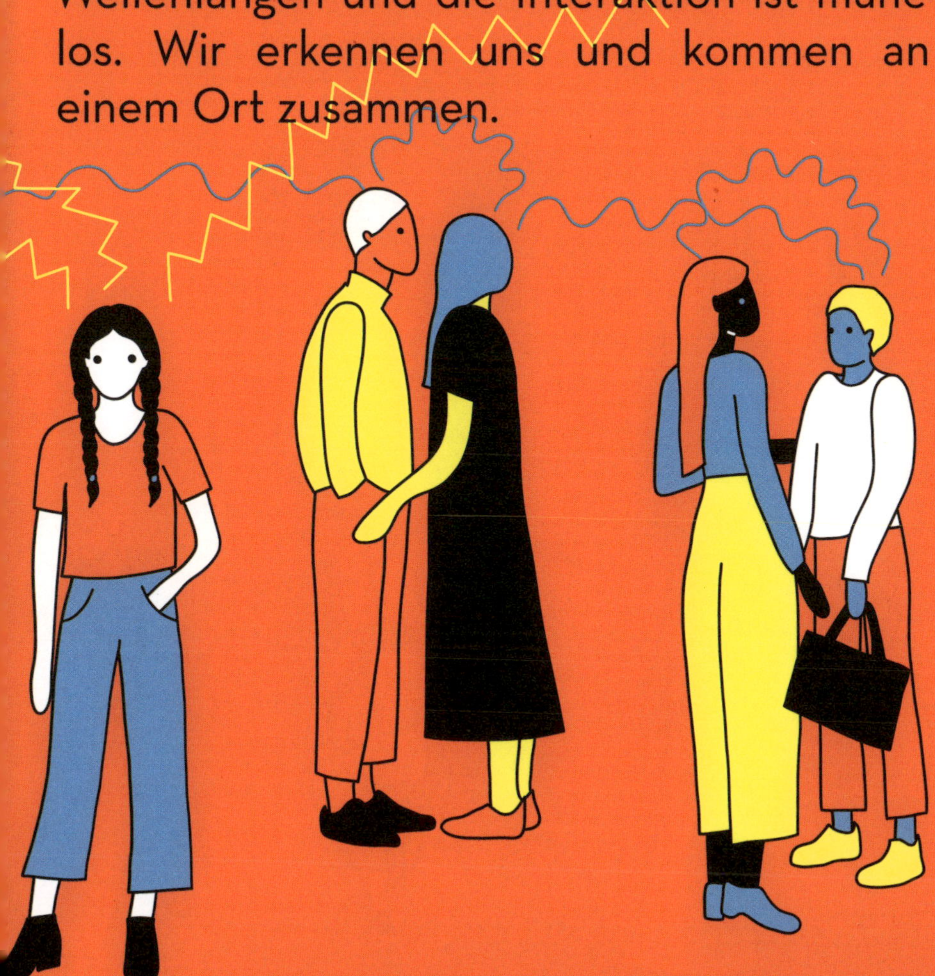

Hannah Gadsby beschreibt dieses Gefühl, als wäre sie die einzige nüchterne Person unter Betrunkenen oder als hätte sie als Einzige nicht das Memo bekommen.[5] Das kann ich gut nachvollziehen. Ich habe noch nie das Memo bekommen.

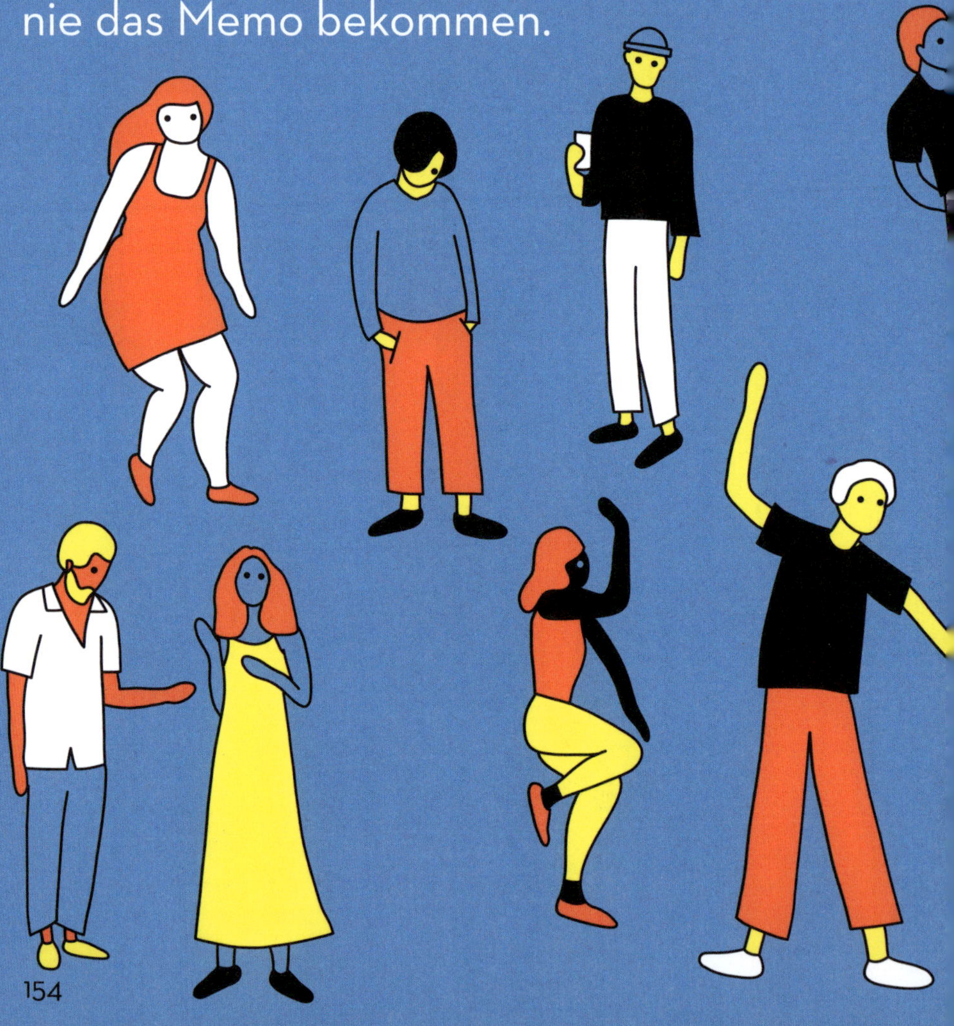

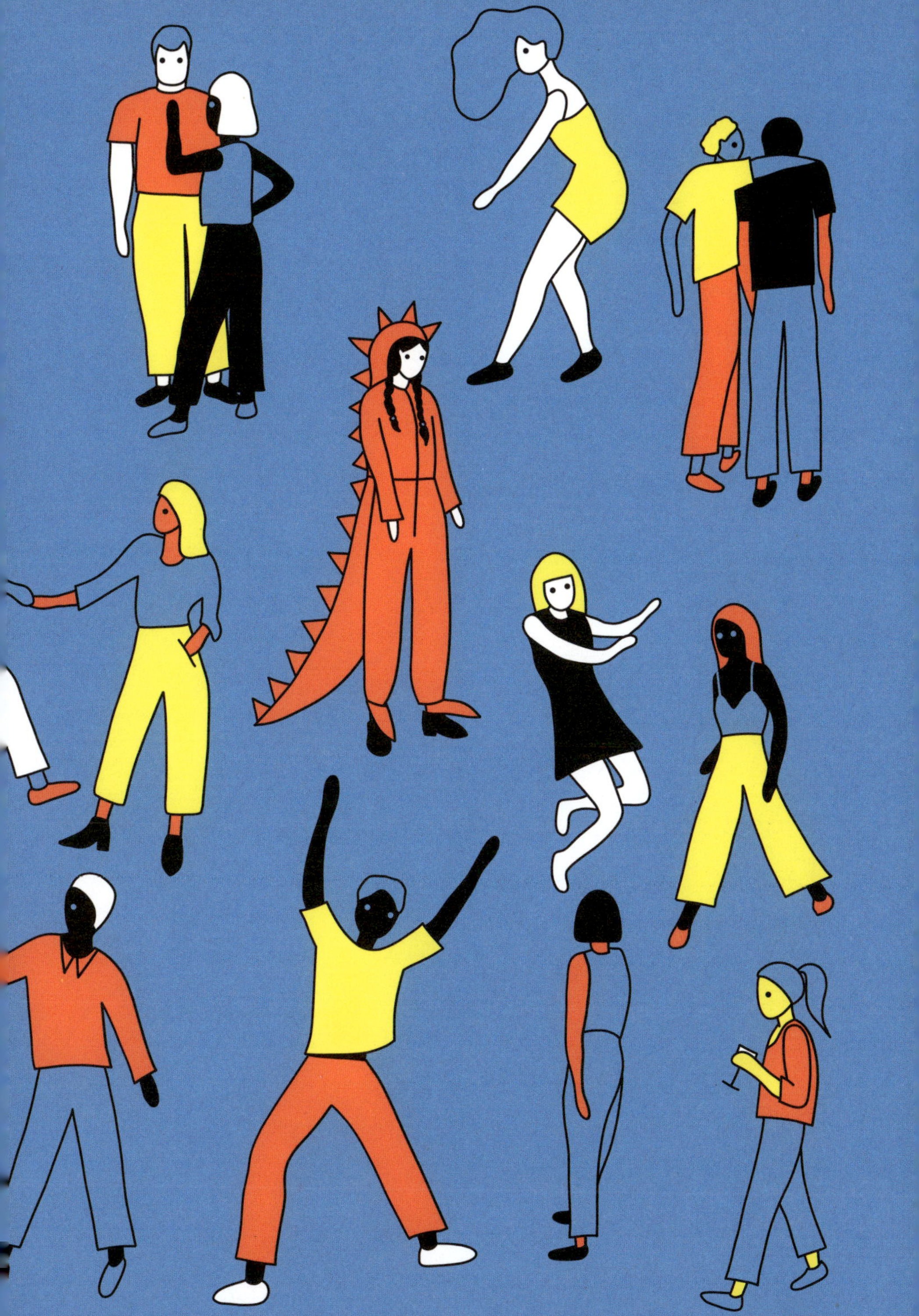

GESCHLECHTER

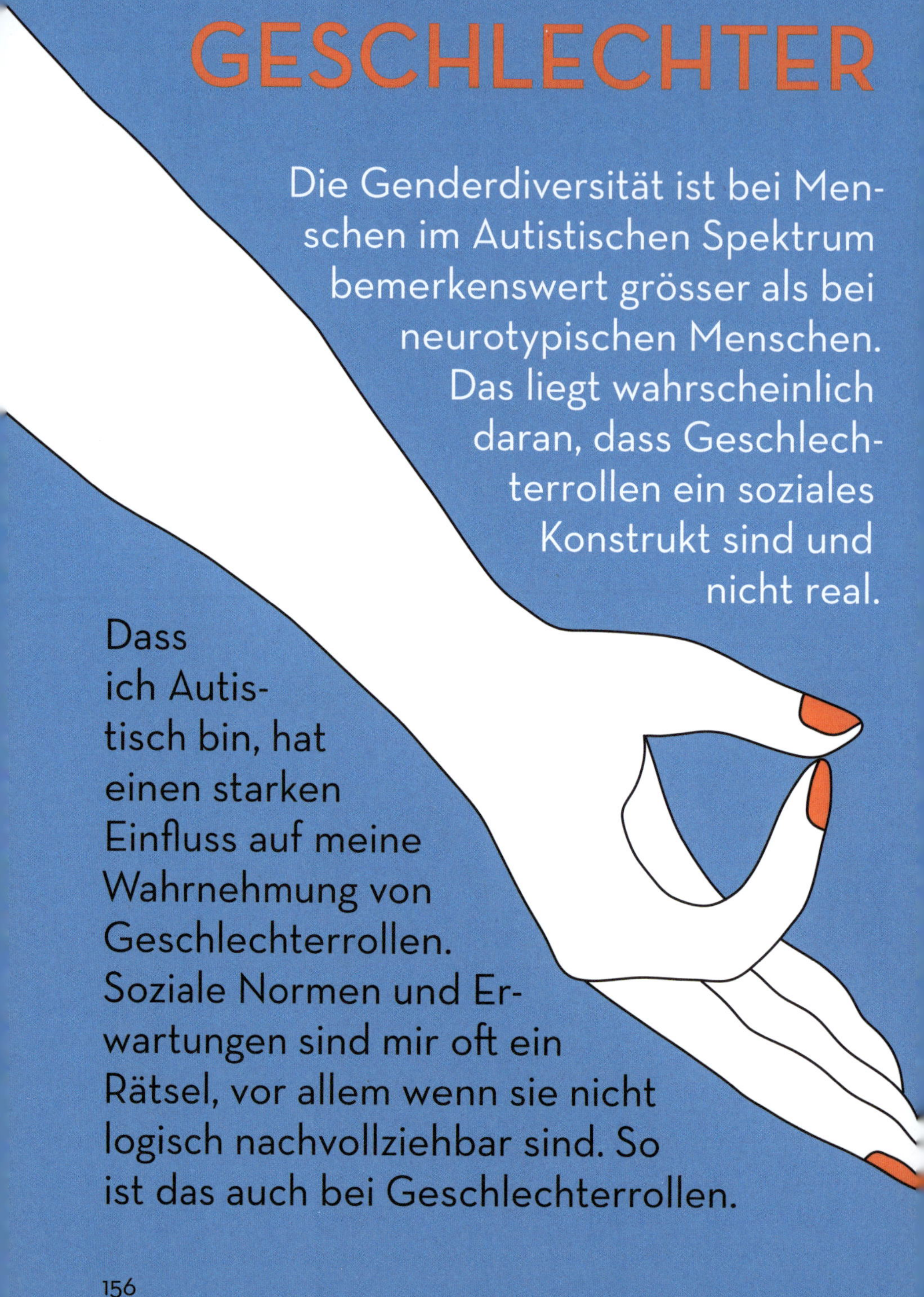

Die Genderdiversität ist bei Menschen im Autistischen Spektrum bemerkenswert grösser als bei neurotypischen Menschen. Das liegt wahrscheinlich daran, dass Geschlechterrollen ein soziales Konstrukt sind und nicht real.

Dass ich Autistisch bin, hat einen starken Einfluss auf meine Wahrnehmung von Geschlechterrollen. Soziale Normen und Erwartungen sind mir oft ein Rätsel, vor allem wenn sie nicht logisch nachvollziehbar sind. So ist das auch bei Geschlechterrollen.

ROLLEN

Ich wurde als Frau geboren. Meinen Körper mag ich. Ich bin gerne ich. Die gesellschaftlichen Erwartungen, die mit meinem Körper einhergehen, ergeben für mich jedoch keinen Sinn.

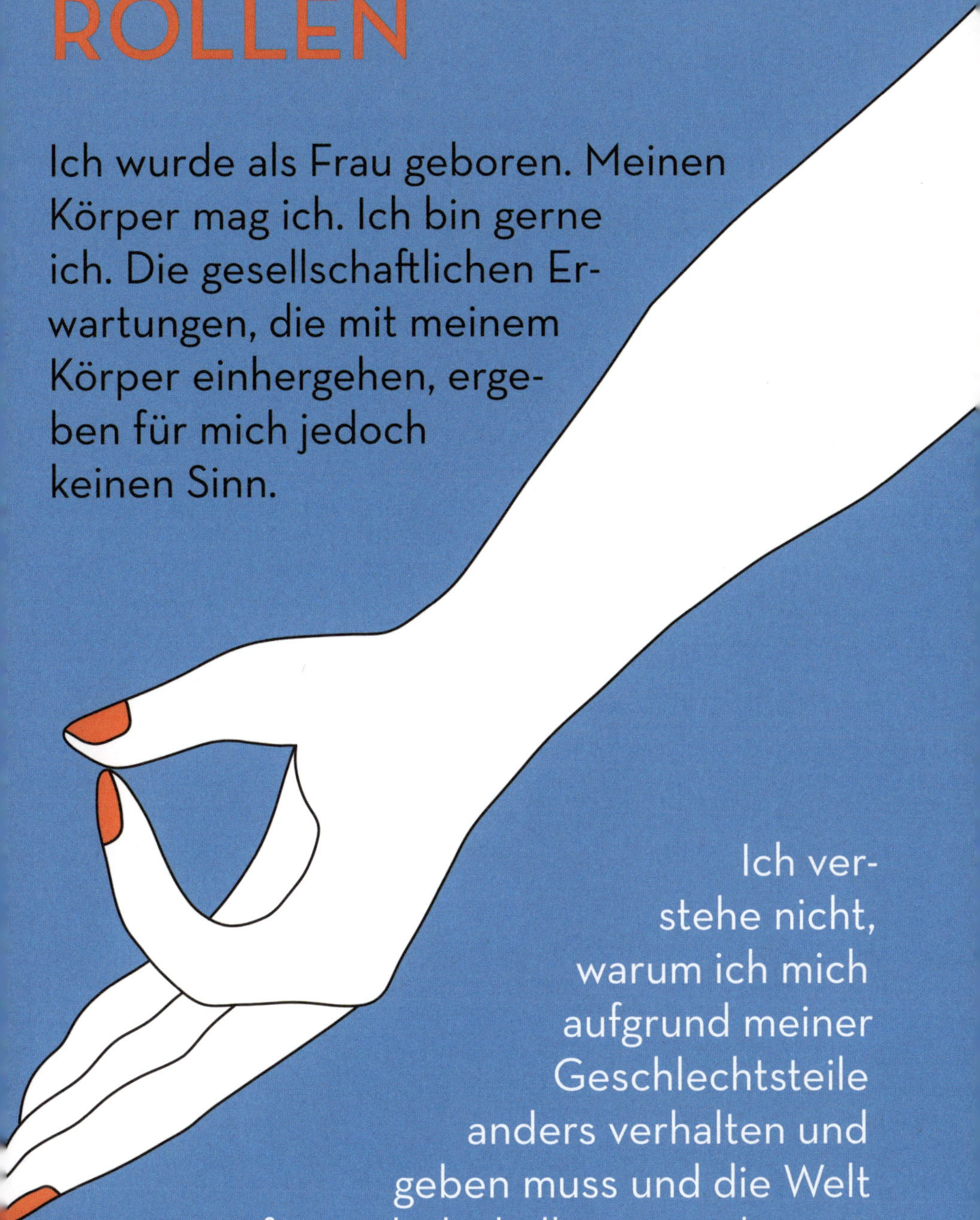

Ich verstehe nicht, warum ich mich aufgrund meiner Geschlechtsteile anders verhalten und geben muss und die Welt für mich deshalb eine andere ist.

Als Kinder waren wir alle gleich. Wir spielten Räuber. Wir spielten Puppen. Ich war einfach Maria. Und dann wollten Mädchen und Jungs plötzlich nichts mehr miteinander zu tun haben, und wir sollten uns wie Mädchen benehmen. Ich wusste nicht so recht, wie ich mich als Mädchen benehmen soll, habe lieber gelesen als gespielt. Ich war doch einfach Maria. Als dann die Pubertät kam, schlug es um, und ich dachte, ich muss jetzt sein wie eine Frau. Hohe Schuhe, Lidstrich und Lippenstift. Irgendwie war ich aber nie weiblich genug, um dazuzugehören.

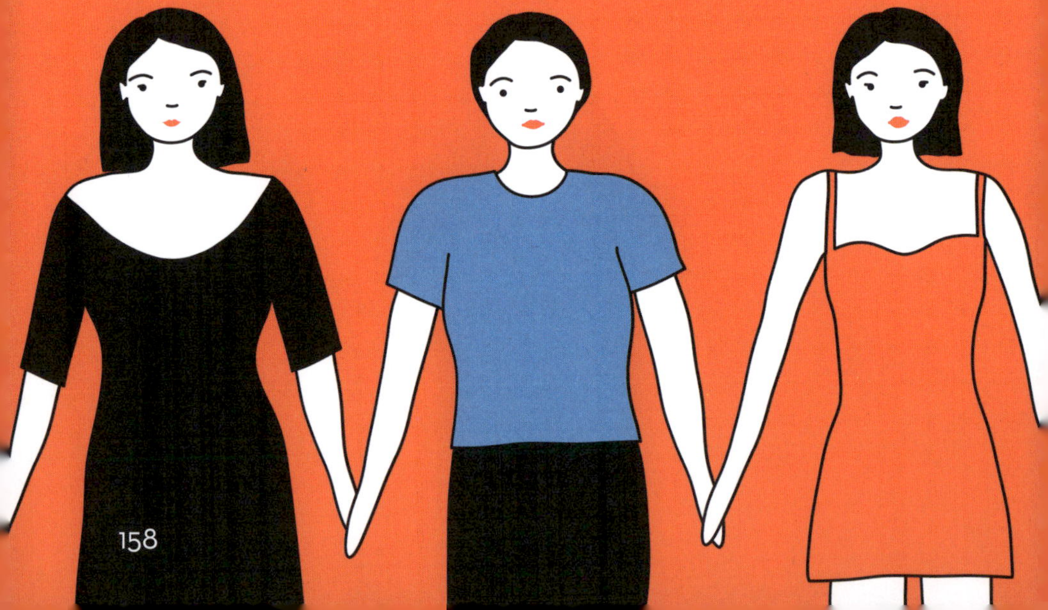

Also schnitt ich mir eine Glatze. Als ich dann mit 23 dünn wurde, plötzlich als konventionell attraktiv galt und mehr Wert in der Gesellschaft hatte, wurde mir erst richtig bewusst, was es heisst, Frau zu sein. Das hat mich erschüttert und desillusioniert. Ich wusste nicht so recht, wie ich damit umgehen soll. Ich war doch immer noch einfach Maria. Ich bin doch einfach Maria. Meine Geschlechtsteile sind doch gar nicht wichtig. Ich bin ein Mensch. Wir sind doch alle in erster Linie Menschen.

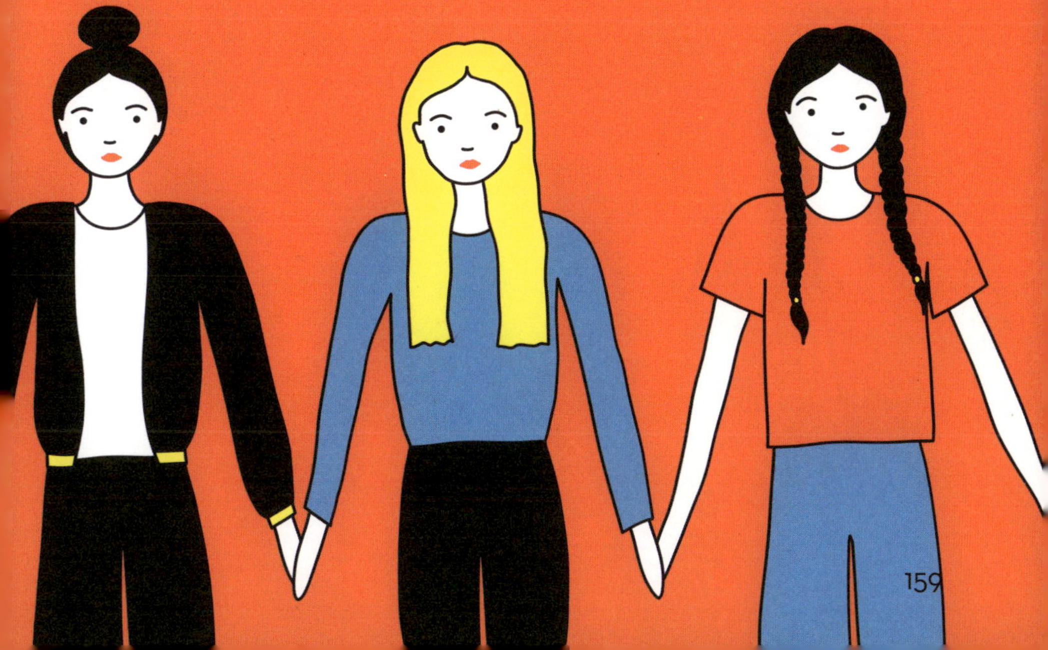

EINE INTERAKTION

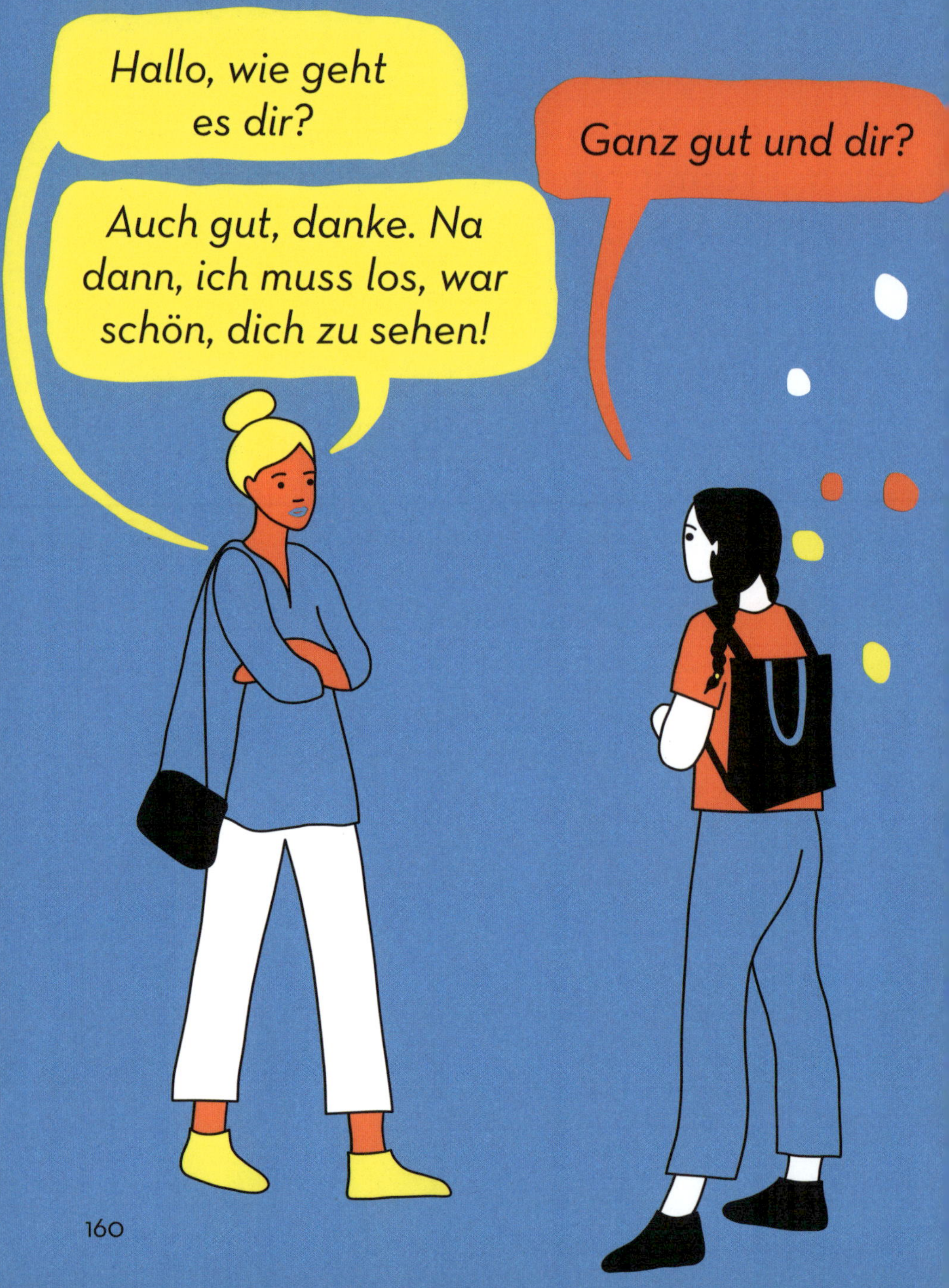
Hallo, wie geht es dir?
Ganz gut und dir?
Auch gut, danke. Na dann, ich muss los, war schön, dich zu sehen!

SENSORISCHE EBENE

Ein Auto fährt vorbei. Was bewegt sich da hinten? Oh, ein Schmetterling. Was haben die Vorbeigehenden gesagt? Ignorier den Fussel da. Mein Ohr juckt.

EBENE DER SOZIALEN REGELN

Ist das ein echtes oder ein aufgesetztes Lächeln? Freut sie sich, mich zu sehen? Bin ich angemessen fröhlich oder muss ich noch fröhlicher sein? Stehe ich zu nah an ihr dran? Was mache ich mit meinen Händen? Fand sie es wirklich schön, mich zu sehen?

INTERAKTIONSEBENE

Tonfall und Lautstärke anpassen, damit ich fröhlicher wirke. Sollte ich mehr lächeln? Schau ihr ins Gesicht. Wirke interessiert. Nicht wegschauen. Konzentriere dich darauf, was sie sagt. Nicht zappeln, sonst hält sie mich für unhöflich.

GESELLSCHAFTS-SPIELE

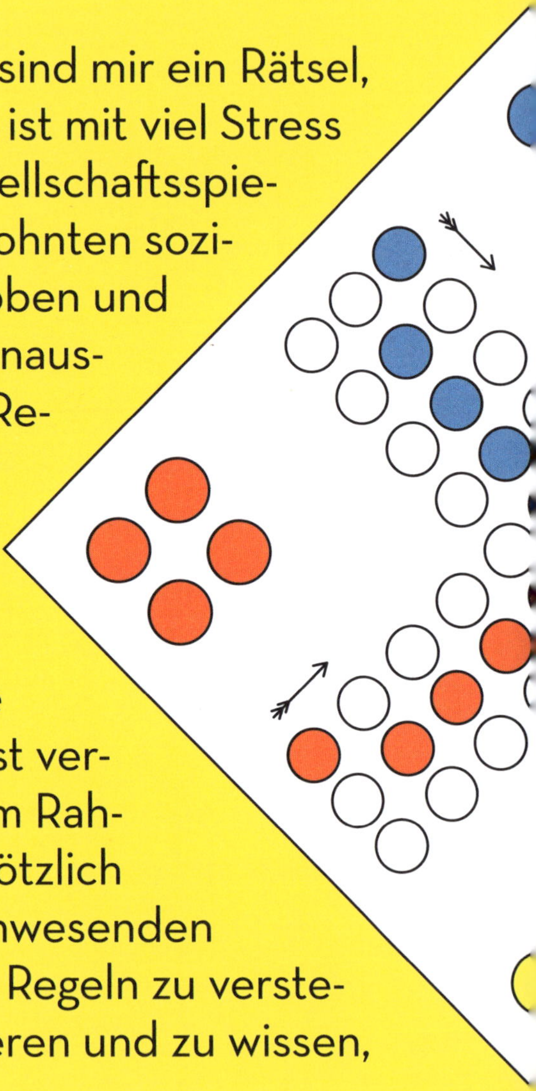

Gesellschaftsspiele sind mir ein Rätsel, und das Mitmachen ist mit viel Stress verbunden. Bei Gesellschaftsspielen werden die gewohnten sozialen Regeln aufgehoben und es gelten plötzlich unausgesprochene neue Regeln, die sich von Spiel zu Spiel, von Spielenden zu Spielenden unterscheiden. Dinge, die gesellschaftlich sonst verpönt sind, werden im Rahmen des «Spiels» plötzlich angemessen. Die Anwesenden scheinen die neuen Regeln zu verstehen und zu akzeptieren und zu wissen,

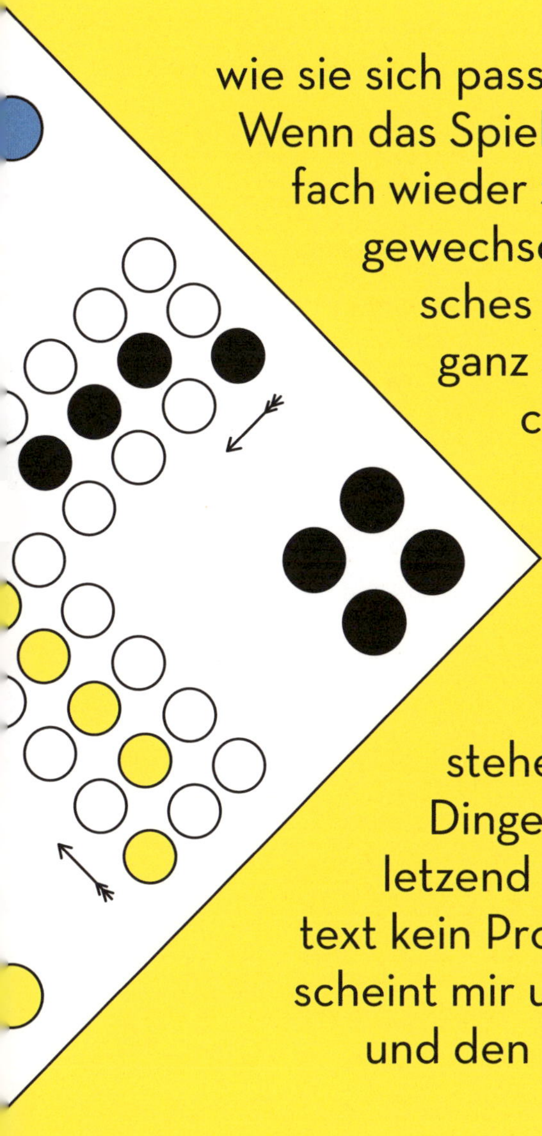

wie sie sich passend darin bewegen. Wenn das Spiel vorbei ist, wird einfach wieder zu den alten Regeln gewechselt. Für mein Autistisches Gehirn ist das nicht ganz so einfach. Ich brauche lange, bis ich die neuen sozialen Regeln verstanden habe und mich angemessen verhalten kann. Ich verstehe auch nicht, warum Dinge, die sonst etwa verletzend sind, in diesem Kontext kein Problem darstellen; es scheint mir unehrlich sich selbst und den anderen gegenüber.

9. MOTORIK

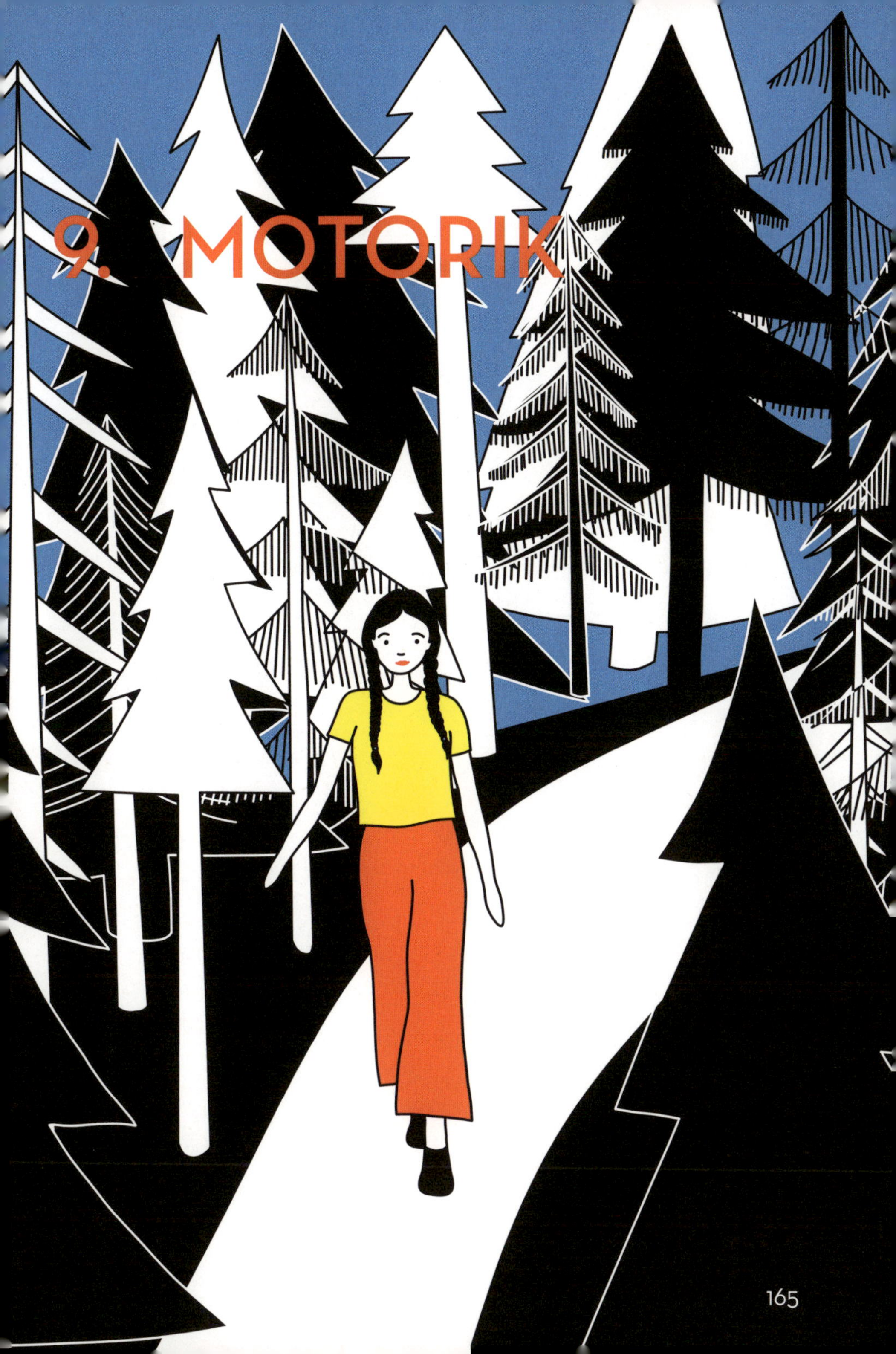

«So wie Menschen im Autistischen Spektrum eine andere Art zu denken haben, haben sie oft auch eine andere Art, sich zu bewegen.»[1] Es kann sein, dass sie etwas unbeholfen oder unkoordiniert wirken, oder es zeigt sich in Ungeschicklichkeiten. Manche entwickeln auch Ticks.

Ich zum Beispiel fühle mich unwohl, wenn ich auf der rechten Seite einer Person laufe. Dann wechsle ich unbewusst die Seite. Ein Freund von mir hat diesen Tick auch. Wenn wir spazieren gehen, tänzeln wir ständig umeinander herum.

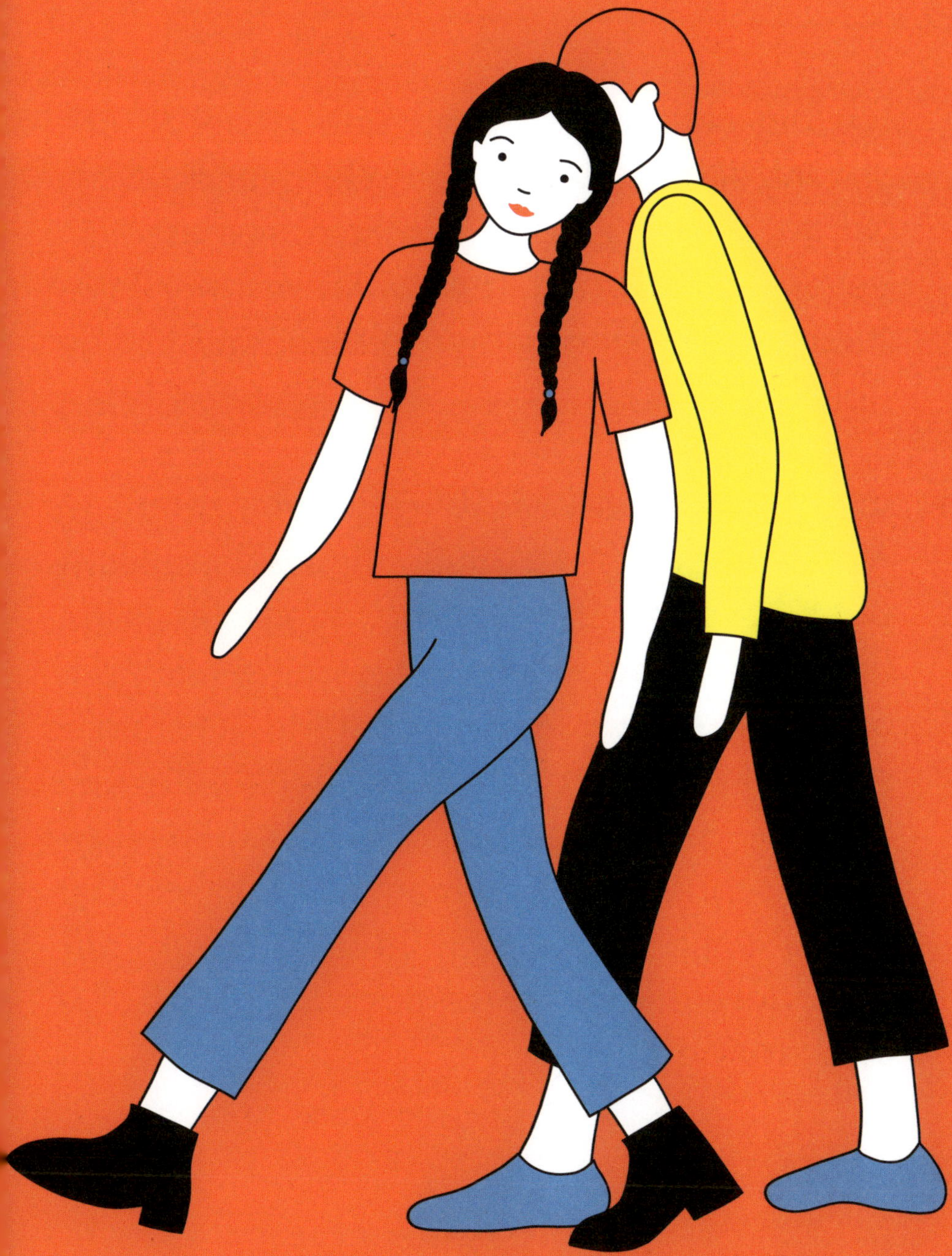

Ich bin sehr ungeschickt und dabei lernresistent. Ich verletze mich häufig und immer wieder auf die gleiche Art. Ständig stosse ich gegen etwas oder etwas fällt mir herunter. Meine Beine sind immer mit blauen Flecken übersät.

Auch die Handschrift führt bei Menschen im Autistischen Spektrum häufig zu Komplikationen, vor allem bei Kindern.[2] Weil ich so eine hässliche Handschrift hatte, wollte mich die Schule erst zur Rechtshänderin umtrainieren und liess mich nur unter der Bedingung Linkshänderin bleiben, dass ich mühselige Schönschriftübungen mache. Trotz meiner Bemühungen wurde ich im Gymnasium aufgefordert, alle Aufsätze auf dem Computer zu schreiben.

Das ist für Sie,
Herr Bühler.

Auf Spaziergängen im Wald habe ich bemerkt, dass ich mich anders bewege, wenn ich alleine bin. Anscheinend habe ich gelernt, mich sonst so zu bewegen, wie es gesellschaftlich angemessen ist. In etwa so, als würde ich nachts in die Küche schleichen und versuchen, keinen Lärm zu machen.

Kein Wunder, dass ich immer so verspannt bin.

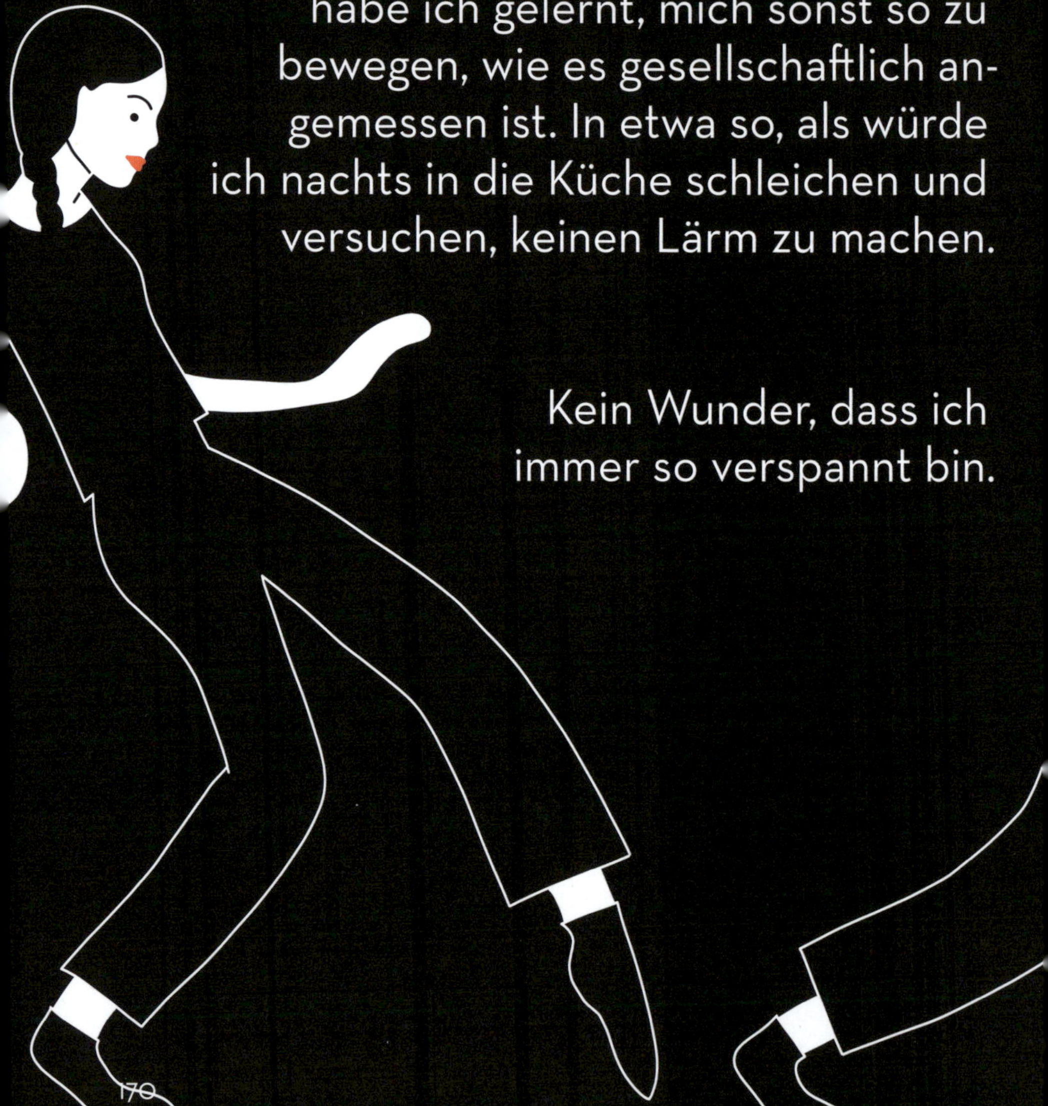

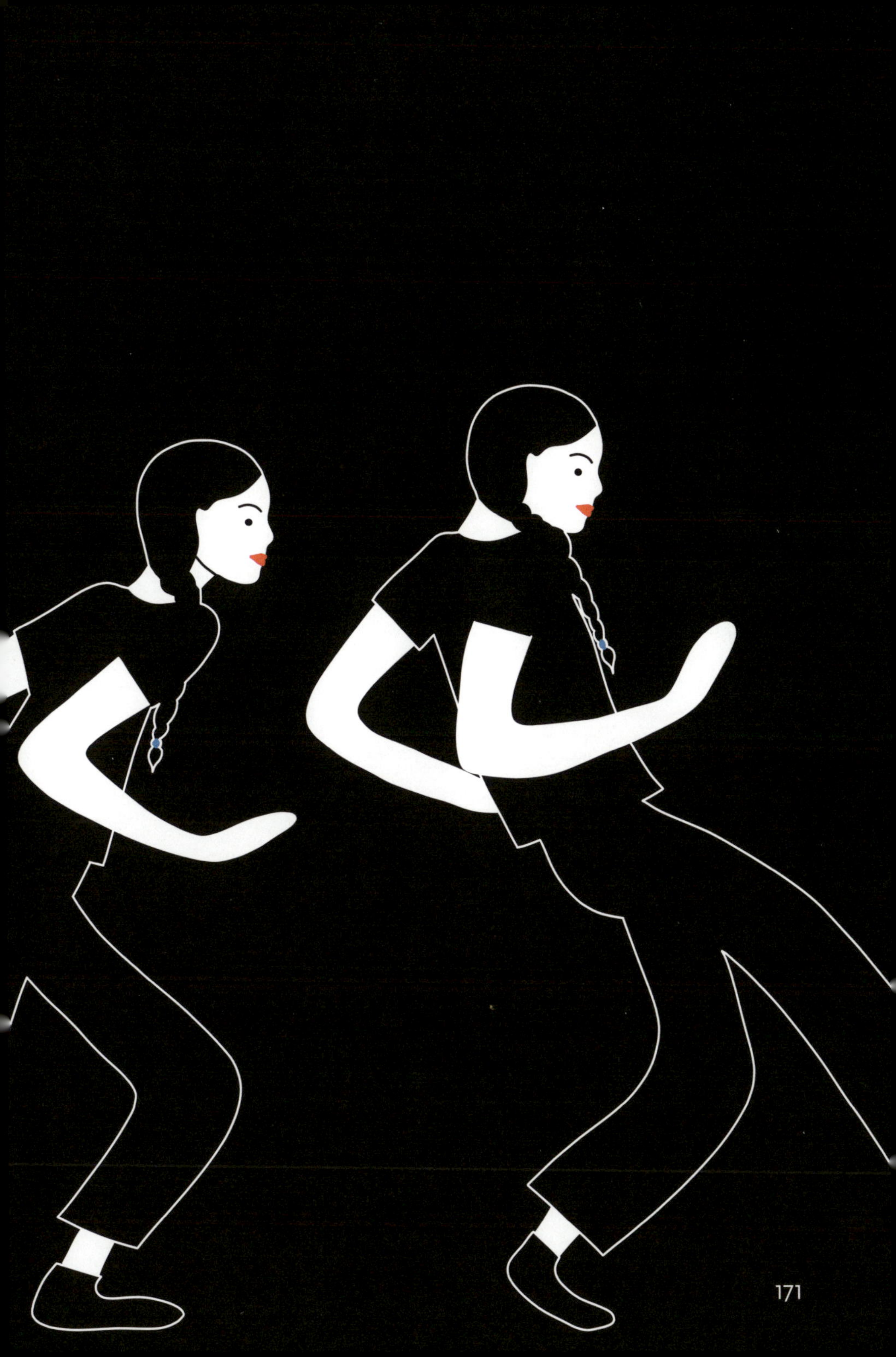

10. UMGANG

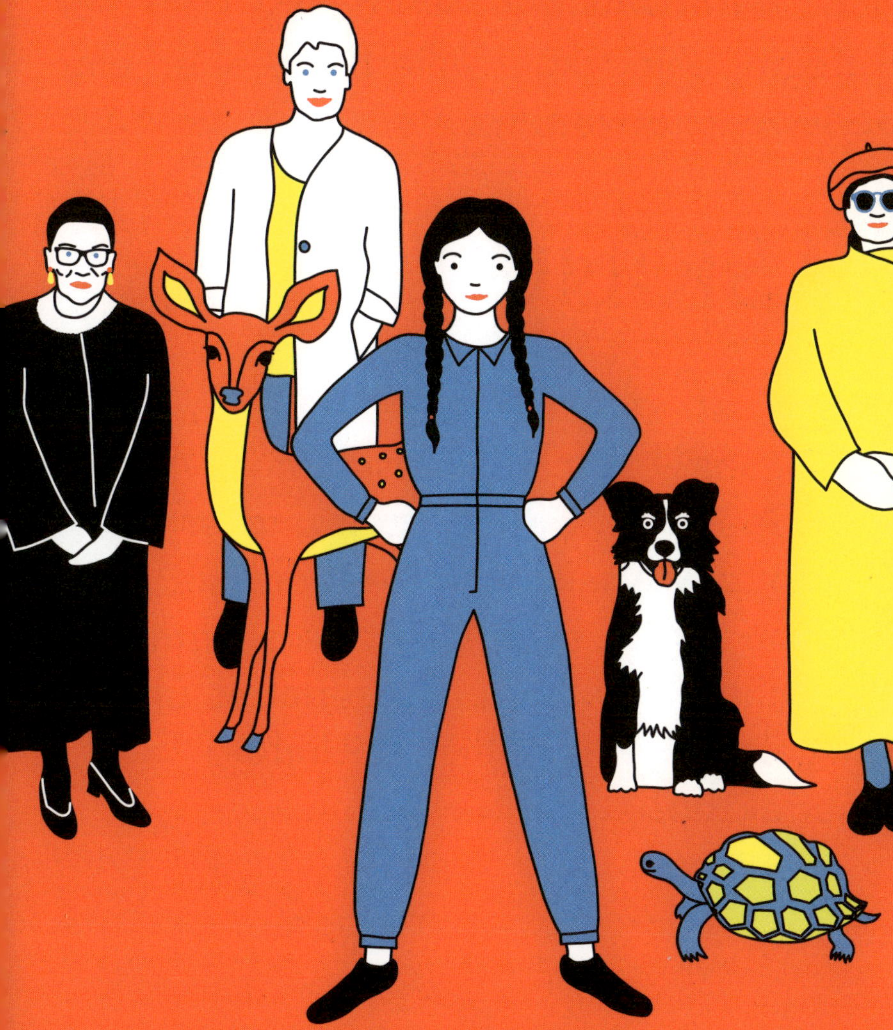

Viele Menschen im Autistischen Spektrum haben Strategien entwickelt, um einen einfacheren Zugang zur Welt zu haben. Beispielsweise eine neurotypische Maske tragen, andere imitieren, auf die Augenbrauen schauen oder das «Stimming» (siehe S. 180). Auch Shutdowns und Meltdowns sind eine Strategie, keine kontrollierbare, aber eine überlebensnotwendige.

MASKING

Masking ist eine Strategie für den sozialen Umgang. Manche Menschen im Autistischen Spektrum beobachten und erlernen bestimmte Verhaltensweisen, die sie üben und dann tagein, tagaus vorspielen, um neurotypischer zu wirken. Das erlaubt uns, im sozialen oder beruflichen Umfeld besser akzeptiert zu werden.

Masking kostet viel Energie und kann zu Identitätsverlust und Burnout führen. In meiner Kindheit und Jugend habe ich intensiv Theater gespielt und mir dort vieles angeeignet. Ich habe gelernt, was ich wie und wann sagen muss, wie ich mich zu bewegen habe und wie Blickkontakt gehalten wird. All das kommt bei mir nicht intuitiv.

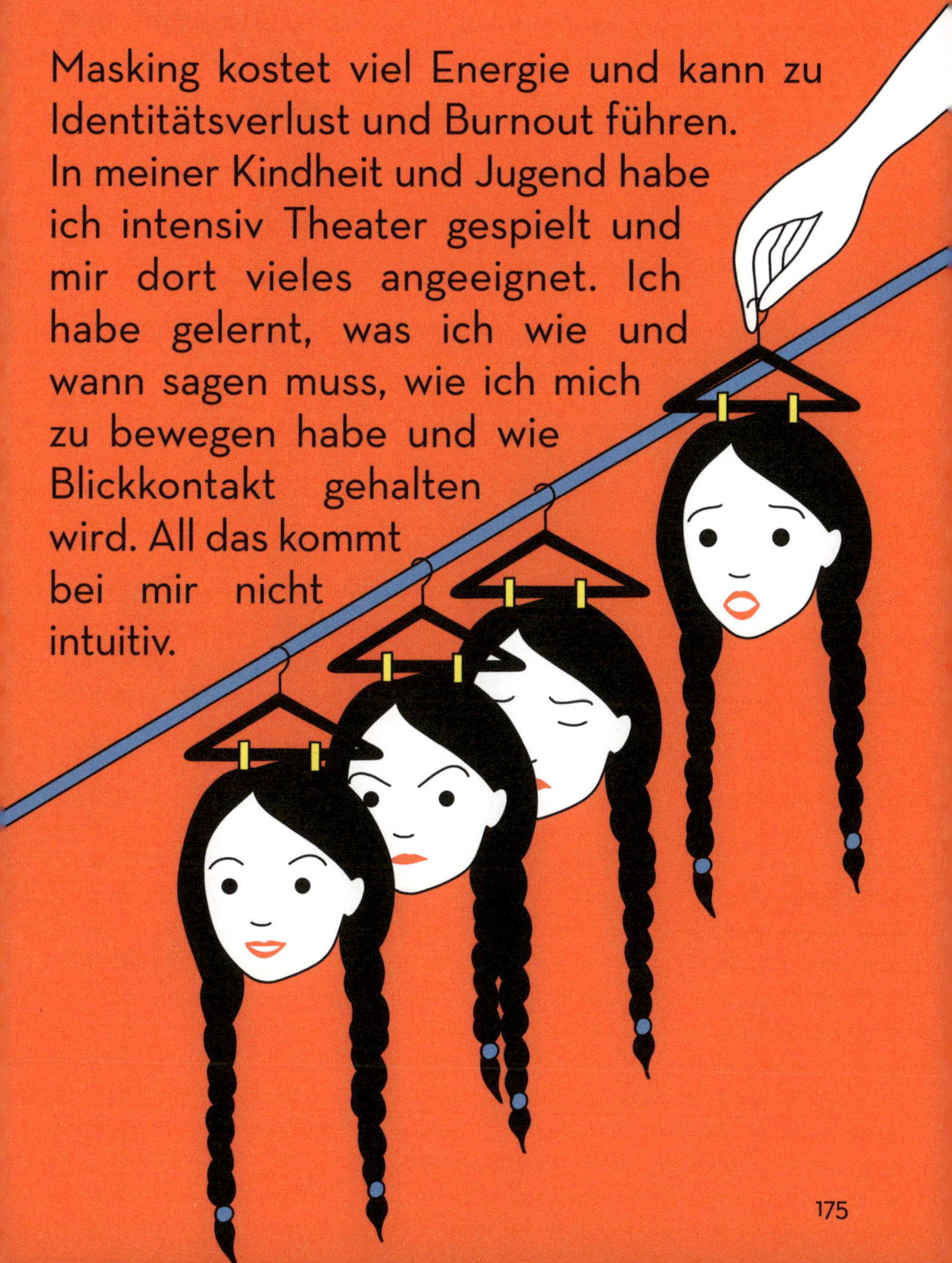

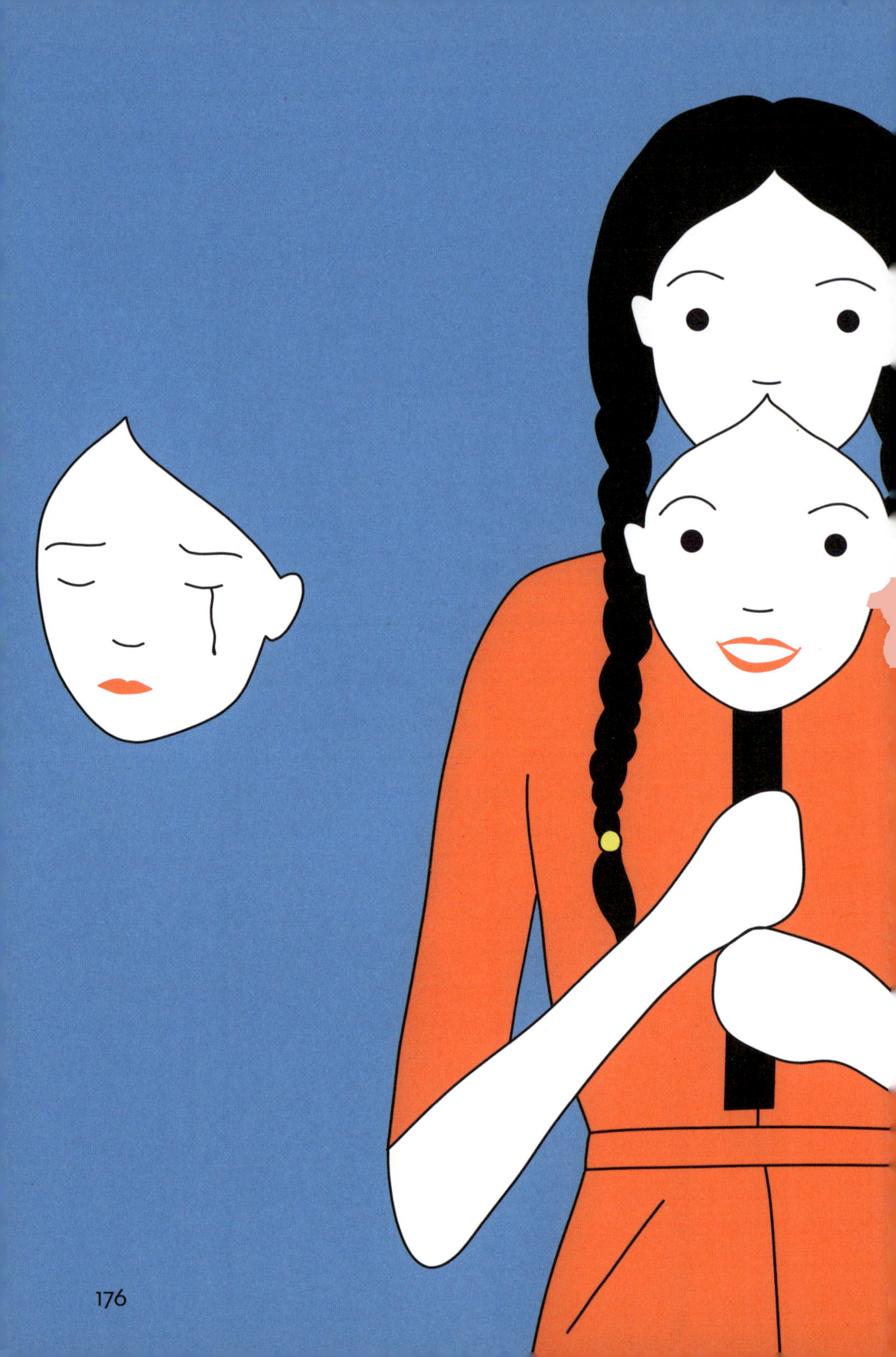

Manchmal fühlt es sich so an, als hätte ich das Theater nie verlassen. Wenn ich viel Zeit mit einer Person verbringe oder eine Serie schaue, bemerke ich, dass ich Details der Sprache, Mimik oder Gestik übernehme. Die Fähigkeit, zu maskieren, ist auch ein Privileg, das nicht alle Menschen im Autistischen Spektrum haben. Sie hat mich in vielen Situationen gerettet und erlaubt mir, mich in der Gesellschaft zu bewegen.

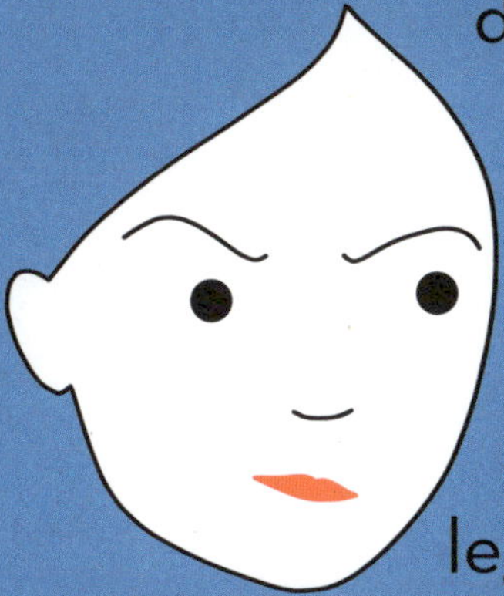

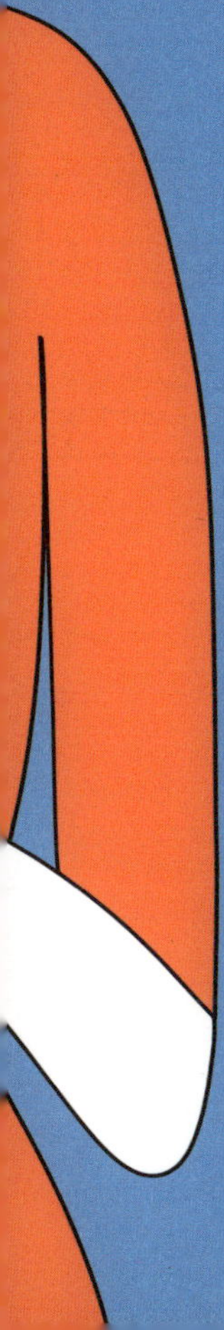

«DU MUSST BEI MIR NICHT MASKIEREN, DU DARFST HIER DU SEIN»

höre ich oft.

So einfach ist das nicht.

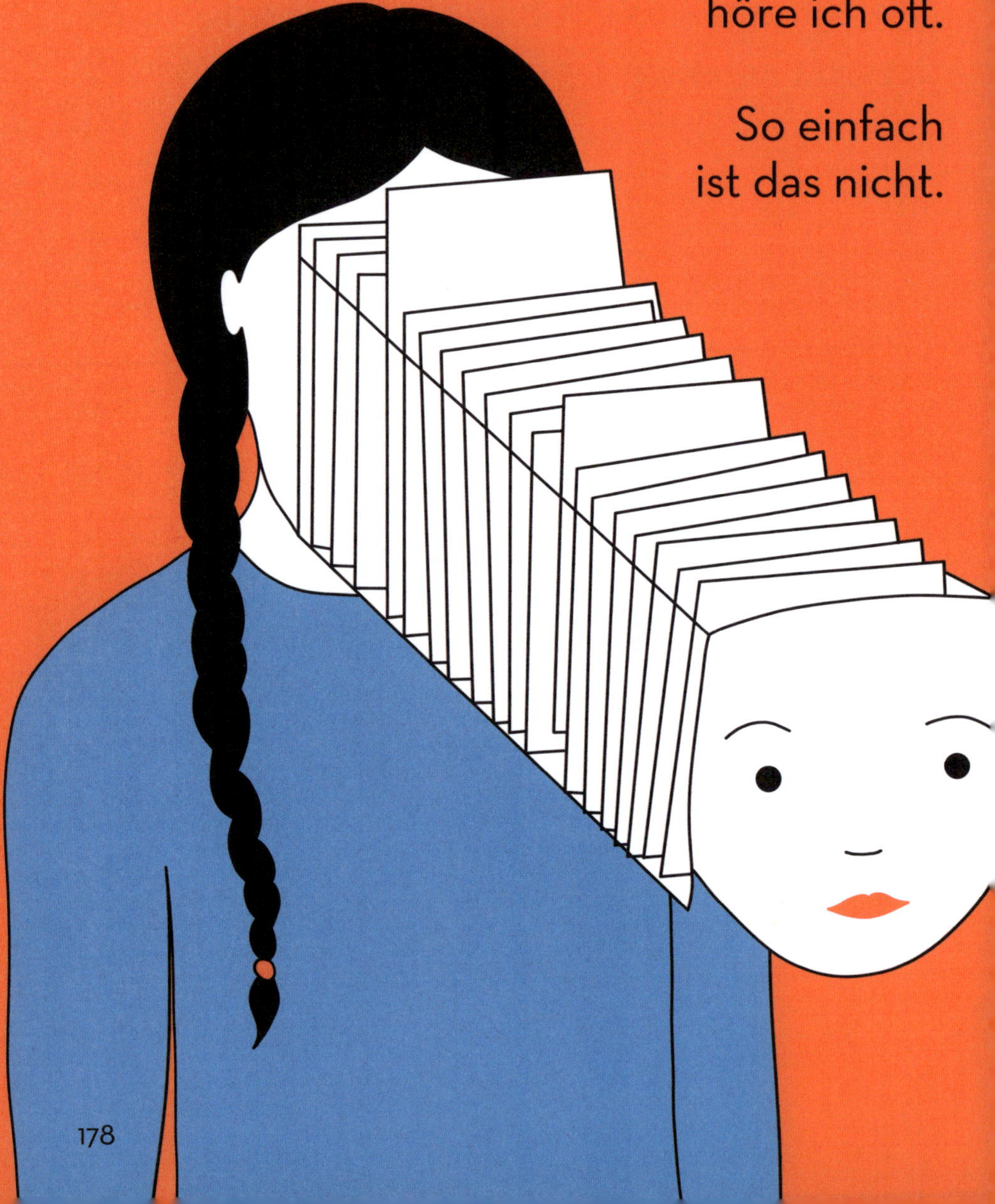

Mein ganzes Leben lang habe ich maskiert. Die Momente, in denen es mir nicht mehr gelang, waren oft von Unverständnis und Ablehnung begleitet. So habe ich gelernt: Je mehr ich spiegle, je mehr ich so tue als ob, desto mehr werde ich akzeptiert. Über die Jahre haben sich da so viele Schichten von Masken gestapelt, dass ich sie nicht einfach so ablegen kann und ich auch gar nicht mehr weiss, was darunter ist. Ich habe 30 Jahre lang versucht, nicht ich selbst zu sein. Ich komme mir selbst jetzt erst näher. Sehr langsam. Schicht für Schicht. Je nach Person, je nach Situation. Vorsichtig. Auch wenn ich offen über meine Entdeckung rede, fällt es mir nicht leicht, mein Autistisches Selbst zu sein. Jede Schicht, die abgelegt wird, wird begleitet von der Angst, abgelehnt zu werden. Sie wird begleitet von einer Scham, die mir schon so lange eingetrichtert wurde, dass ich ein Leben ohne sie nicht kenne.

STIMS

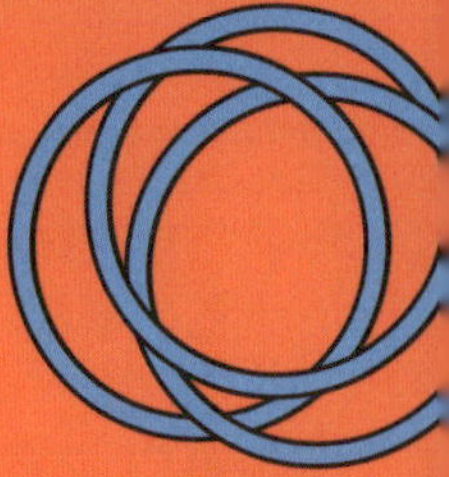

Stimming, also selbststimulierendes Verhalten, ist weit verbreitet. Es wird zur Beruhigung genutzt und als Hilfe, um Reize zu verarbeiten. Es zeigt sich durch die Wiederholung von Bewegungen, Geräuschen, Wörtern oder das Bewegen von Objekten.[1] Meine Stims sind alle eher unauffällig. Ich weiss nicht, ob sie das schon immer waren oder ob ich gelernt habe, sie gesellschaftstauglich zu machen. Wenn ich stehe und mit Leuten rede, schwanke ich immer leicht hin und her, im Sitzen verknote ich meine Beine, manchmal muss ich Kaugummis kauen. Kein Papierchen überlebt in meiner Manteltasche, ohne zu- und aufgerollt zu werden.

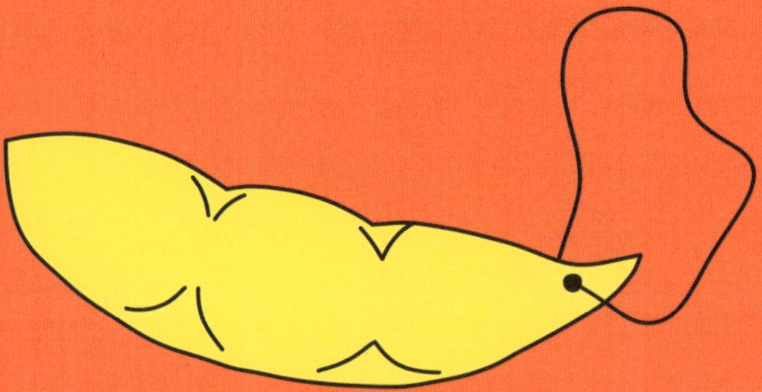

Seitdem mir meine Schwester einen magnetischen Ring geschenkt hat, mit dem ich unauffällig spielen kann, bin ich oft viel ruhiger. Wenn es etwas gibt, mit dem ich herumspielen kann, dann tue ich das. Wenn wirklich alles zu viel ist, hilft es mir, mich unter meine 7 Kilo schwere Therapiedecke zu legen, weiche Kleidung zu tragen und beruhigende Musik zu hören.

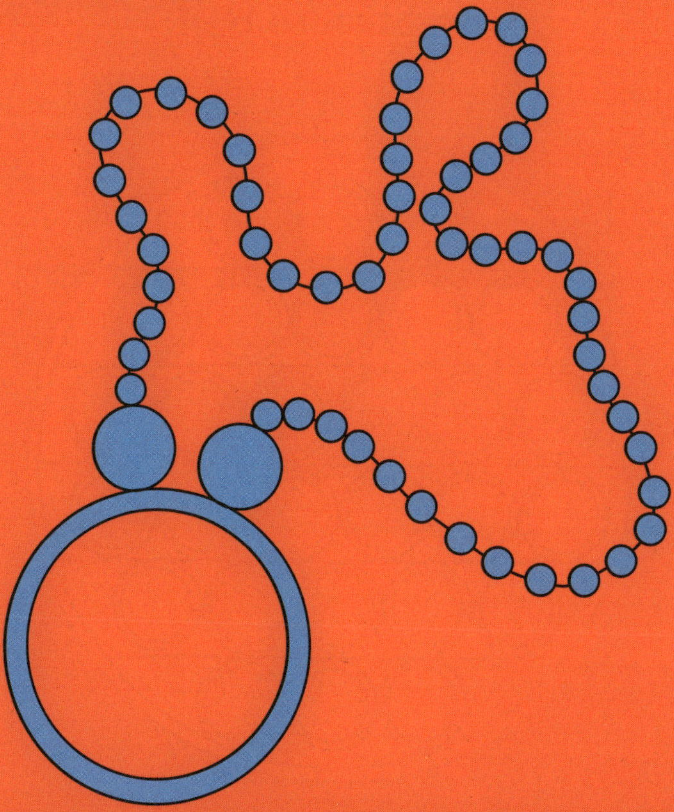

VERSCHIEDENE STIMS

KÖRPERLICHE

Wiegen, mit dem Bein wippen, klopfen, mit den Haaren spielen, Zähne lecken, blinzeln, Muskeln anspannen, Zähne aufeinanderpressen, ein Bad nehmen, Kaugummi kauen, atmen, Hände kneten, die Stirn reiben.

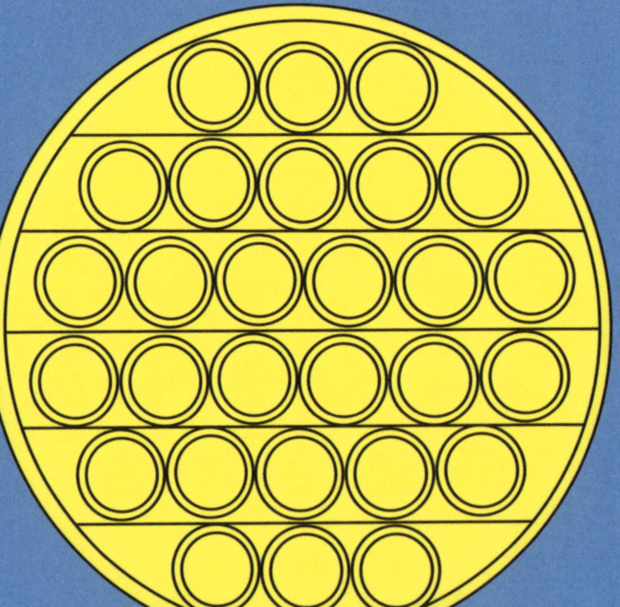

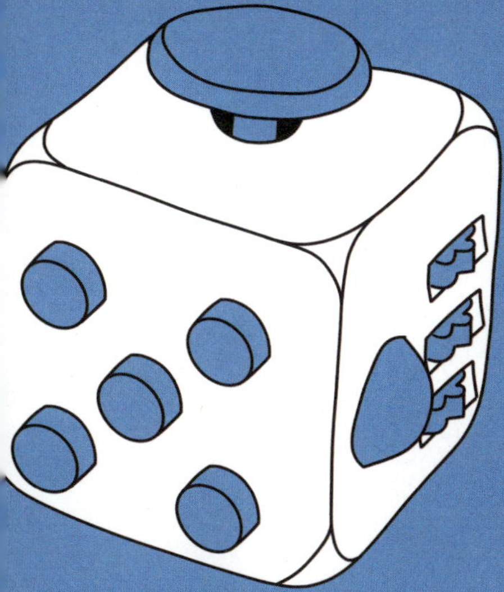

VISUELLE

Regentropfen zuschauen, beruhigende Videos schauen, Wolken gucken, die Blätter im Wind beobachten.

AUDITIVE/VERBALE

Summen, Echolalie (Mantras wiederholen), Geräusche machen, pfeifen, immer und immer wieder das gleiche Lied hören, räuspern, seufzen.

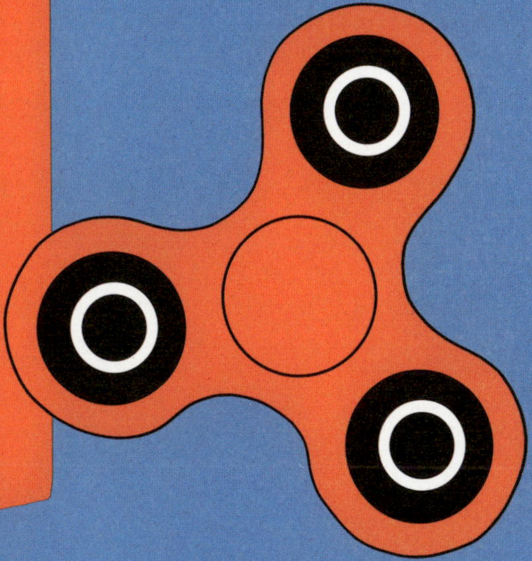

ALLEINSEIN UND EINSAMKEIT UND ISOLATION

Das Alleinsein ist für viele Menschen im Autistischen Spektrum die wichtigste Strategie. Wenn ich allein bin, muss ich nicht maskieren, nicht reagieren und nicht verstehen. Ich kann einfach sein und mich aufladen.

Für mich ist das Alleinsein fundamental. Manchmal reicht alleine sein auch nicht und ich muss nicht wahrgenommen werden.

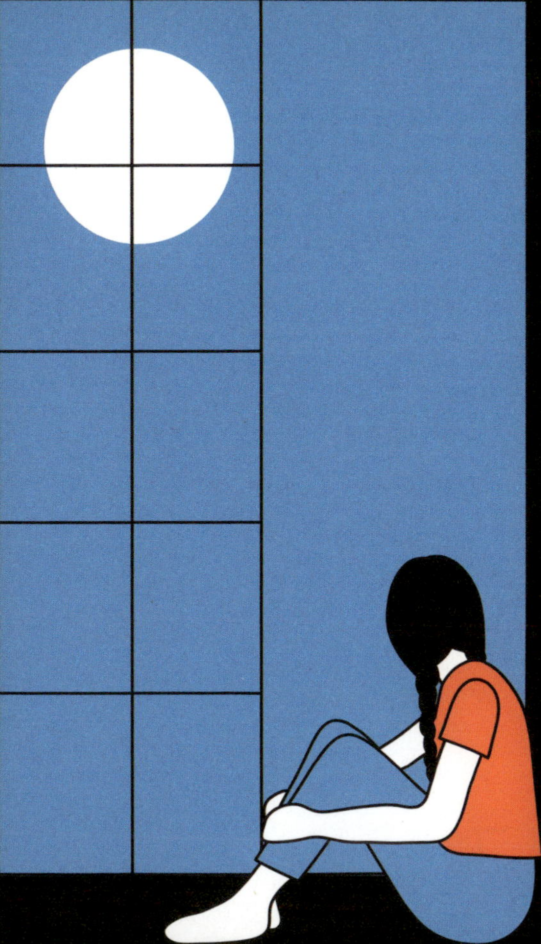

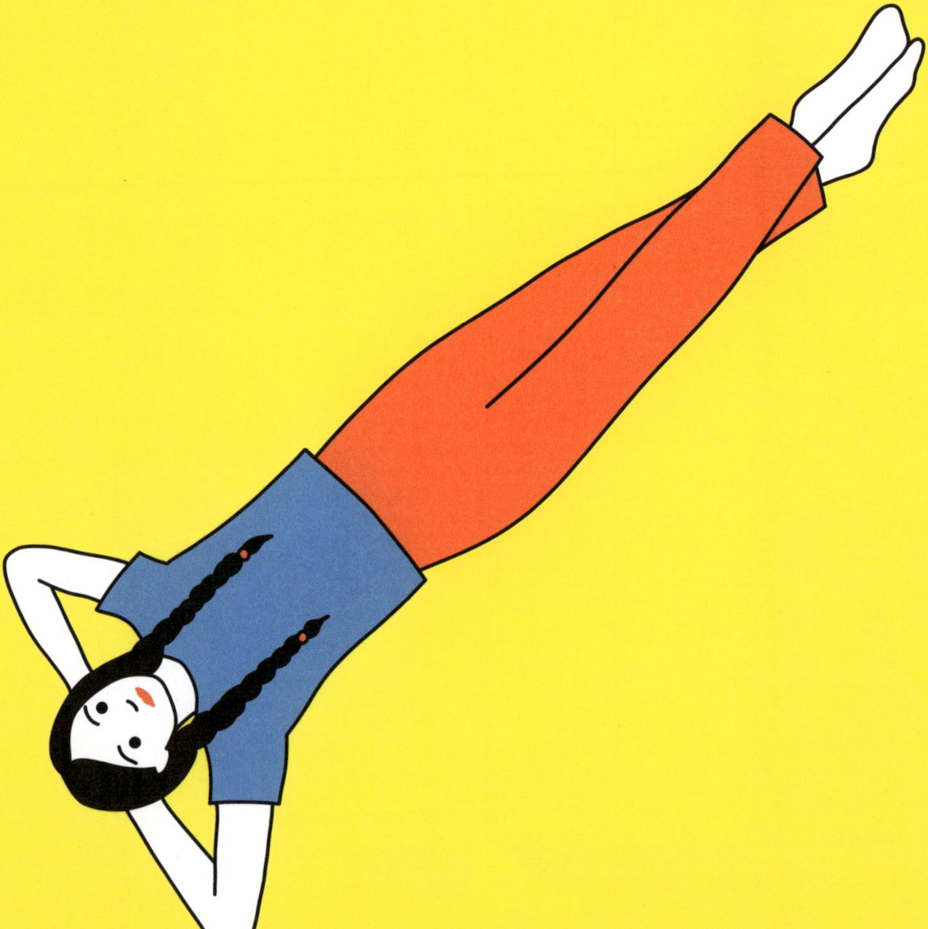

Ich erlebe aber auch Einsamkeit. Selten, wenn ich allein bin. Meistens habe ich das Gefühl, als würde zwischen mir und der Welt eine Milchglasscheibe stehen.

Bis zu einem gewissen Grad kann ich an der Welt teilnehmen, aber nie ganz. Am einsamsten fühle ich mich, wenn ich erfolglos versucht habe, mit anderen Menschen eine Verbindung aufzubauen, die richtige Wellenlänge aber nicht fand.

Die Notwendigkeit, allein zu sein, führt auch zu einer gewissen Isolation. Weil ich meistens nicht den gesellschaftlichen Erwartungen entsprechen kann und meine sozialen Batterien oft leer sind, wirkt es so, als hätte ich kein Interesse oder keine Lust. Ich habe Interesse und Lust, ich muss einfach nur sorgsamer mit meiner Energie umgehen.

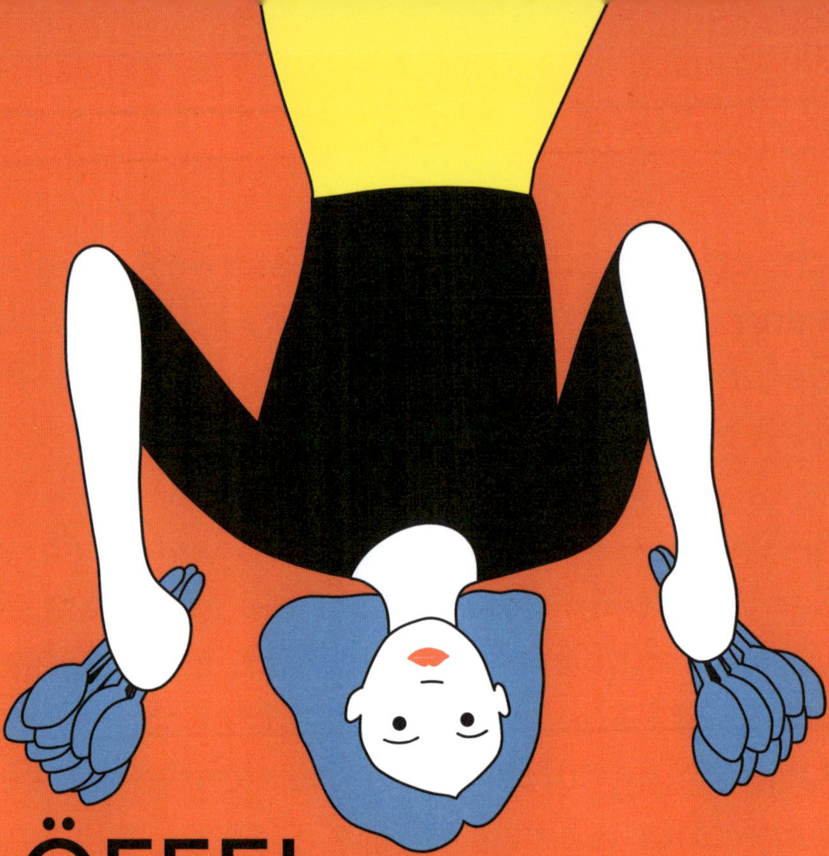

LÖFFEL

Die Spoon Theory wurde von Christine Miserandino entwickelt. Sie soll veranschaulichen, wie Menschen mit unsichtbaren Krankheiten leben und mit ihrer Energie haushalten müssen.[2]

Die Anzahl der Löffel steht für die verfügbare Energie, sei es körperliche oder mentale.

Eine gesunde Person wacht beispielsweise mit 50 Löffeln auf. Jede Aktivität verbraucht eine gewisse Anzahl Löffel. Duschen 1 Löffel. Frühstücken 1 Löffel. Arbeitsweg 2 Löffel. Kochen 1 Löffel. Essen 1 Löffel.
Andere Menschen wachen aber nur mit 10 oder weniger Löffeln auf und ihre Aktivitäten verbrauchen mehr als nur einen Löffel. Dann ist die Energie viel schneller aufgebraucht, und es muss viel achtsamer damit umgegangen werden.

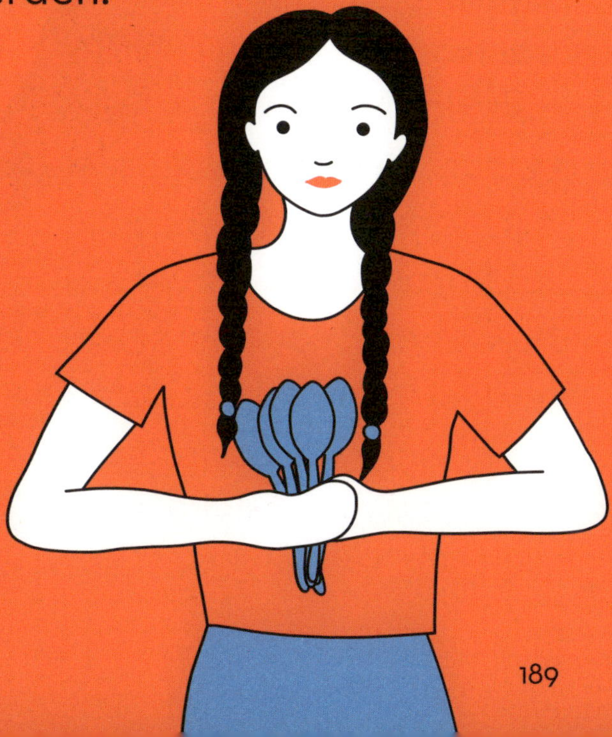

Ich benutze das Löffel-Bild mittlerweile oft. Einerseits ist es eine verständliche Metapher, um anderen zu erklären, wie mein Energiehaushalt aussieht; andererseits hilft es mir, gütiger zu mir selbst zu sein. Es gibt Morgen, da wache ich mit 5 Löffeln auf. Dann muss ich nach Möglichkeit meinen Tag so gestalten, dass genügend Energie bleibt, um mich zu ernähren und Dinge tun, die mir zusätzliche Löffel geben und nicht nur welche aufbrauchen. Manchmal wache ich mit 15 Löffeln auf, und ich muss nicht so aufmerksam haushalten. So oder so sind die Löffel meine ständigen Begleiter.

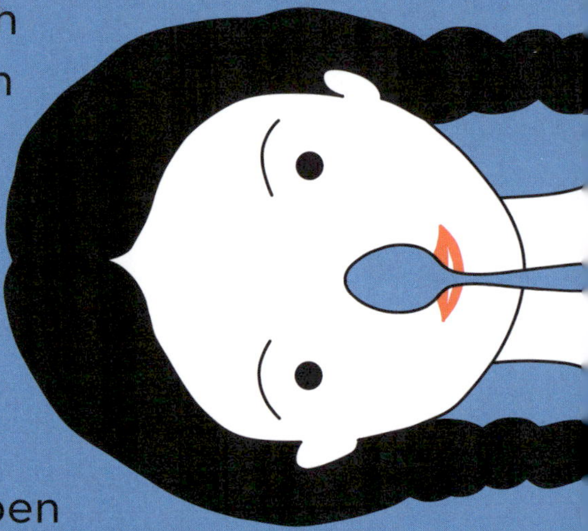

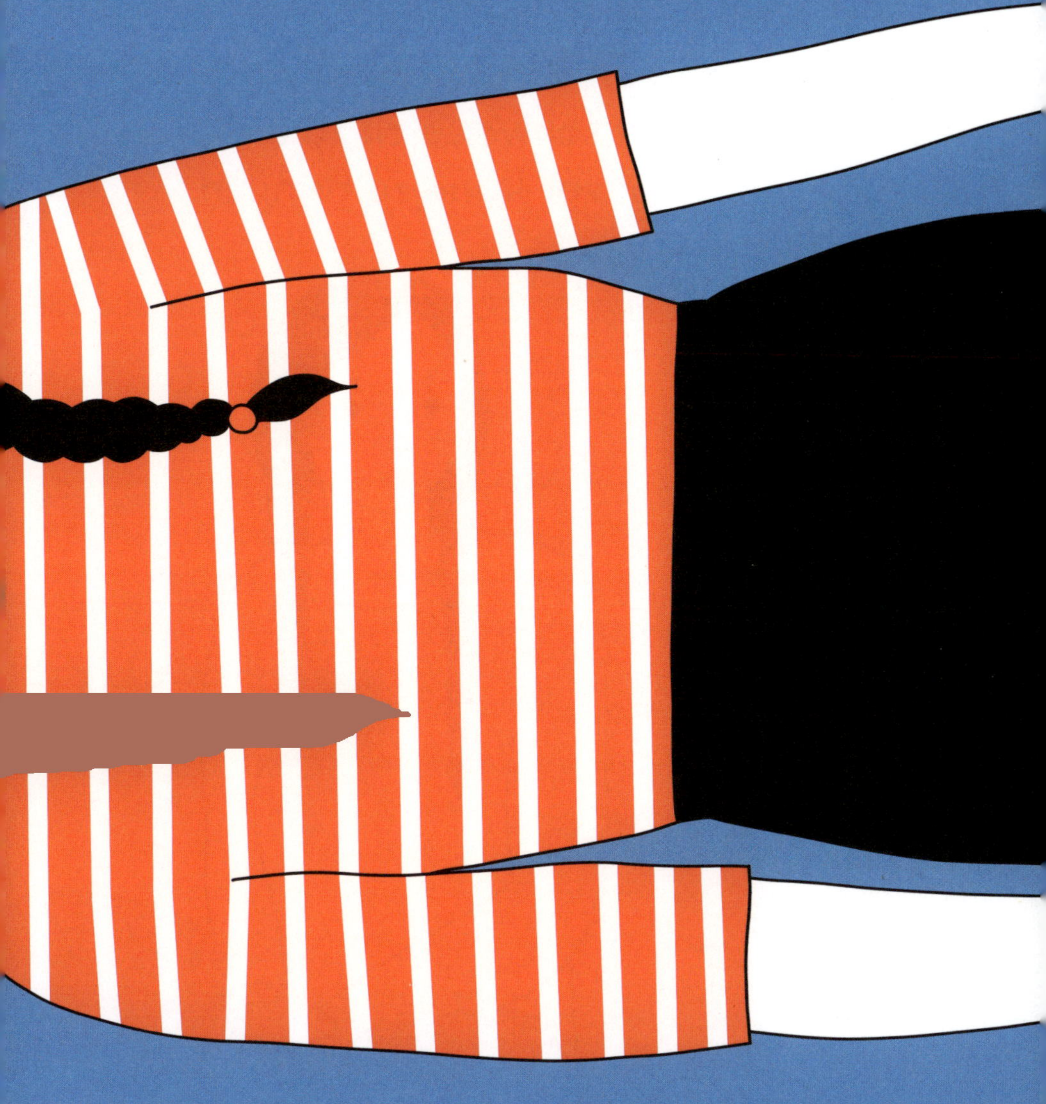

ACHTSAMKEIT

Menschen im Autistischen Spektrum neigen zum Grübeln und Analysieren. Dadurch fällt es ihnen oft schwer, sich zu entspannen oder ihren Kopf zur Ruhe zu bringen.

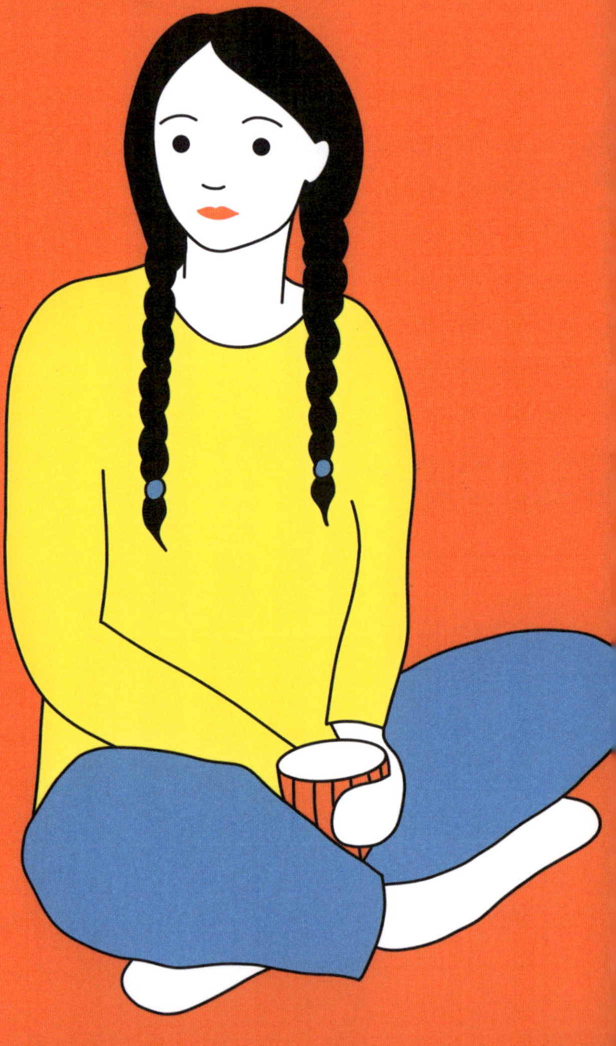

Annelies Spek, eine Psychologin aus den Niederlanden, befasst sich damit, wie Menschen im Autistischen Spektrum selbst lernen können, ihren Kopf zu beruhigen und präsenter im Jetzt zu sein.
Sie hat zusammen mit Menschen im Autistischen Spektrum ein Buch entwickelt. Einen Leitfaden, um sich in Achtsamkeit zu üben, ohne den üblichen Schnickschnack und in sehr klarer Sprache.
Auf einer Fachtagung habe ich einen ihrer Vorträge gehört. Ich bin zum ersten Mal auf einen aktiven therapeutischen Ansatz im Umgang mit Autismus gestossen und war sofort begeistert. Der Ansatz, das eigene Gehirn zu trainieren, um die Welt erträglicher zu machen, macht so viel Sinn für mich.[3]

Ich habe schon vor der Entdeckung mit Achtsamkeit und Meditation begonnen, bin dabei aber immer wieder an die Grenzen meiner Vorstellungskraft gestossen. Ich kann nicht in meine Zehen atmen. Mein Atem geht nicht in meine Zehen. Er ist in der Lunge.

Mit dem Buch von Annelies Spek habe ich unterschiedlichste Meditationstechniken ausprobiert und erlernt. Manche haben sehr gut funktioniert, andere überhaupt nicht. Ich musste sehr diszipliniert sein, aber mittlerweile kann ich einige im Alltag anwenden und mich viel besser von meinen Gedanken und Gefühlen distanzieren und präsent sein. Tage, an denen gar nichts mehr geht, gibt es immer noch, aber das ist okay.

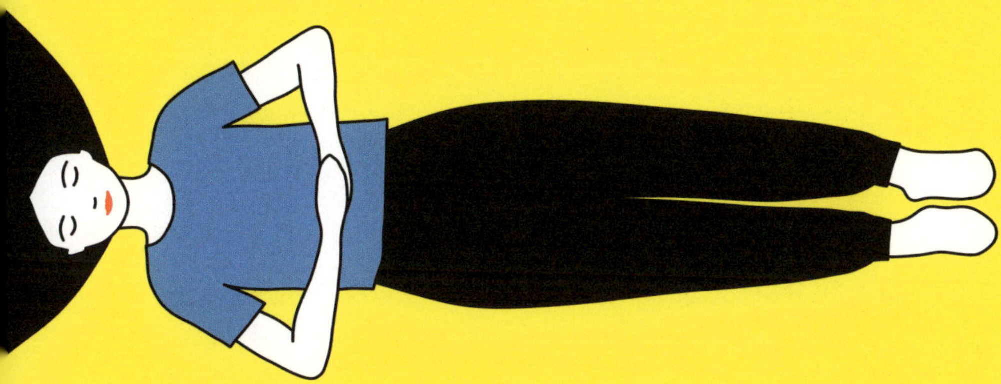

WAS DU TUN KANNST

- Geduld entgegenbringen, damit Informationen verarbeitet werden können
- Weniger Smalltalk
- Konkrete und präzise Aussagen und Angaben machen
- Klare und direkte Sprache benutzen
- Routinen und Pläne einhalten
- Bedürfnisse erfragen und dafür Raum geben
- Nur sagen, was wirklich gemeint ist
- Klare, geduldige Anweisungen geben (wer, was, wann, wo, warum und wie)
- Vor Berührungen fragen, ob erwünscht

- Bei Meltdowns nicht konfrontativ, sarkastisch oder emotional werden und was passiert nicht persönlich nehmen, sondern Raum lassen, ruhig bleiben, geduldig sein und wenn möglich sensorische Reize reduzieren
- Bei Shutdowns nicht ungeduldig und drängend werden, fast gleich damit umgehen wie mit einem Meltdown
- Die Schwierigkeiten respektieren, auch wenn sie vielleicht auf den ersten Blick nicht nachvollziehbar sind
- Allen Menschen ohne Vorurteile begegnen

11. DIVERSITÄT

«WER DER NORM ENTSPRICHT, KANN DEM IRRTUM ERLIEGEN, DASS ES SIE NICHT GIBT. WER DER MEHRHEIT ÄHNELT, KANN DEM IRRTUM ERLIEGEN, DASS DIE EBENBILDLICHKEIT MIT DER, DIE NORM SETZENDEN, MEHRHEIT KEINE ROLLE SPIELT. WER DER NORM ENTSPRICHT, DEM ODER DER FÄLLT OFT NICHT AUF, WIE SIE ANDERE AUSGRENZT ODER DEGRADIERT. WER DER NORM ENTSPRICHT, KANN SICH OFT IHRE WIRKUNG NICHT VORSTELLEN, WEIL DIE EIGENE AKZEPTANZ ALS SELBSTVERSTÄNDLICH ANGENOMMEN WIRD.»

Das schreibt Carolin Emcke im Buch «Gegen den Hass».[1]

Die Norm, das Normal-Sein, ist ein Thema, das mich schon lange beschäftigt. Was ist diese Norm? Wer hat sie festgelegt? Wer darf sagen, dass etwas nicht der Norm entspricht? Wer hat das Recht, zu entscheiden, ab wann etwas nicht mehr normal ist? Wer darf das Anders-Sein benennen? Herausstreichen? Pathologisieren?

Ich wollte immer normal sein und bin gefühlt gescheitert. Seit der Entdeckung erkenne ich, dass das ein zum Scheitern verurteiltes Unterfangen war. Ich wollte ein Buch schreiben, das keine wertende Sprache benutzt, und erwischte mich doch immer wieder dabei, wie ich mein eigenes Dasein pathologisierte. Wie ich selbst ableistisch bin – anderen und auch mir selbst gegenüber. Was Autismus angeht, erwarte ich von meinem Umfeld, dass es von Normen absieht – schaffe es aber doch selbst nicht so ganz. Nicht nur in Bezug auf Autismus, sondern auch auf allen anderen Gebieten.

Gesellschaftlich haben wir gelernt, was normal ist und was nicht, wir haben ein Regelwerk erschaffen und betrachten alles, was sich ausserhalb befindet, als minderwertig. «Normal» ist ein unerreichbares, toxisches Ideal, das unendlich viel Leid schafft. In manchen Bereichen entsprechen wir der «Norm» und vergessen, dass es andere nicht tun.

Als Menschen mögen wir Klarheit. Wir mögen Gut oder Böse, Pink oder Blau, dieses oder jenes, so oder so. Wir mögen Schubladen und Kategorien, denn sie schaffen Klarheit in einer sehr chaotischen Welt. Ambivalenz ist hingegen schwer zu ertragen. Sie zwingt uns, die Unklarheit auszuhalten, sie lässt uns in der Schwebe. Aber ist diese Klarheit, diese Norm nicht eine Illusion? Ein künstliches Konstrukt, um uns das Leben einfacher zu machen, um leichter zu diskriminieren, zu unterdrücken, zu hassen? Um leichter zu bevorzugen, zu lieben und zu tolerieren? Doch ist es wirklich so einfach?

Die Theorie der Neurodiversität ist bei Menschen im Autistischen Spektrum sehr beliebt. Sie fordert, dass neurobiologische Unterschiede als menschliche Varianten angesehen und respektiert werden und atypische neurologische Entwicklungen als natürliches Spektrum menschlicher Daseinsformen gelten.

Folglich wären alle Menschen neurodivers und Autismus, AD(H)S, Dyskalkulie, Legasthenie, Dyspraxie etc. selbstverständliche Formen des menschlichen Daseins, die derselben gesellschaftlichen Dynamik unterliegen wie andere Formen der Diversität.[2]

Wäre die Theorie der Neurodiversität weithin akzeptiert, würde nicht nach Ursachen oder einer Heilung gesucht werden.

Sie stellt auch die Frage in den Raum, ob neurodivergente Menschen sich dem Umfeld oder das Umfeld sich den neurodivergenten Menschen anpassen sollte. Durch eine pathologische Betrachtung werden Normen gefördert. Eigenheiten, die nicht der Norm entsprechen, werden abtrainiert oder ausgeschlossen und unterdrückt. Würden wir aber eine Gesellschaft kreieren, die Diversität akzeptiert und einen passenden Umgang damit sucht, wäre vielleicht eine ganz andere Welt möglich.

Vielleicht ist das alles auch zu utopisch gedacht. Um einen kleinen Anfang zu machen, möchte ich das Wort «normal» aus meinem Wortschatz streichen. Ich möchte versuchen, umsichtiger und toleranter zu sein, im Grossen wie im Kleinen. Wir sind doch alle in erster Linie Menschen.

Ich stelle mir das so vor: Das Spektrum ist vieldimensional, wie das All. Wir sind alle in diesem Spektrum. Alle Minderheiten, alle Mehrheiten, alle neurologischen Eigenheiten, alle Sexualitäten, alle Gender, alle Glaubensrichtungen, alle, alle, alles. Alle bewegen sich im selben Spektrum des Daseins. Es gibt nicht nur Pink oder Blau, es gibt nicht nur so oder so, es gibt alles, auch das, was irgendwo dazwischen, darunter oder darüber ist. Es ist ein vieldimensionales, grenzenloses Spektrum. Alle haben ihren mobilen Platz und eine Daseinsberechtigung. Wir alle. Du und ich. Zusammen. Miteinander.

NACHWORT UND DANK

Während ich dieses Buch schrieb, hatte ich Angst. Angst, danach nicht mehr Maria zu sein, sondern Maria, die Autistin. Es ist eine schwierige Frage, eine Frage der Identität. Überidentifiziere ich mich mit dem Autismus? Soll ich den Autismus weniger Raum einnehmen lassen in meinem Leben? Soll ich so weitermachen wie davor? Muss ich aufpassen, dass ich nicht nur noch als Autistin gesehen werde und alle anderen Teile meiner Identität verloren gehen? Soll ich mich noch mehr und noch öfter anpassen?

Mit der Entdeckung hat der Teil von mir, der immer unpassend war, seinen Platz gefunden.

Seit ich denken kann, habe ich immer wieder neue Identitäten anprobiert. Sie waren wie neue Kleider. Zuerst war da Freude und Zugehörigkeit und Energie. Mit der Zeit aber begann die Fassade zu bröckeln, und ich realisierte, dass ich es nicht schaffe, mich gut genug zu verkleiden. Die Menschen, denen ich etwas zu sein vorgab, waren enttäuscht, ich auch. Es kam zum Streit, und ich ging weiter, suchte mir eine neue Identität, und der Kreislauf begann wieder von vorn. So habe ich viele Identitäten anprobiert und wieder abgestreift. Mal länger, mal kürzer. Manche Teile habe ich beibehalten, andere gehen lassen. Was blieb, war das Gefühl, nicht dazuzugehören.

Autistisch zu sein, hat mir auf viele Fragen meiner Identität Antworten gegeben. Manche Antworten hat es mir aber auch genommen.

Was ich in diesem Prozess nicht erwartet hatte, war die immense Trauer, die ich empfand. Trauer um die, die ich immer sein wollte, was ich aber nie ganz schaffte. Trauer darum, dass die Welt nicht einfacher wird für mich, wenn ich «wieder gesund bin». Trauer darum, wie hart ich immer kämpfen musste und wie streng ich mit mir war. Trauer darum, dass Autoferien immer Stress für mich sein werden. Trauer darum, dass ich Gruppen immer anstrengend finden und nie ganz dazugehören werde. Trauer um die Maria, die nicht ich ist und es nie sein wird. Eine Illusion, ein Phantom, eine Projektion. Es ist Zeit, sie gehen zu lassen.

Lange habe ich den Lärm gesucht. Am Anfang war die Stille laut, bis ich begann, mich selbst zu hören. Ich habe keine Angst mehr vor ihr, vor mir. Ich lerne, gut zu mir sein. Ich lerne atmen. Ich lerne, inwieweit meine Welt anders ist. Ich erlaube mir, ich selbst zu sein. Ich stehe für meine Bedürfnisse ein. Ich habe ein Recht, mir ein Leben zu erschaffen, das diesen entspricht. Ich darf auf meine eigene

Art Teil der Gesellschaft sein. Ich muss mich in Achtsamkeit üben. Ich kann mein Umfeld auf meine Eigenheiten aufmerksam machen. Ich will der Welt an einem neuen Ort begegnen, wo wir alle sein dürfen, wie wir sind, ohne Schuld und ohne Scham. Ich auch.

Ich habe dieses Buch nicht geschrieben, um Mitleid für meinen Weg zu bekommen. Auch nicht, um als mutig angesehen zu werden. Ich habe es geschrieben, um meinen Weg zu teilen. Damit sich vielleicht irgendwo irgendwer weniger alleine fühlt auf dieser Welt.

Für Dich ist dieses Buch.

Vor allem möchte ich mich bedanken: Bei Euch Lesenden, dass Ihr teilhabt an meinem Weg, Interesse habt an meiner Welt. Bei allen, die das Crowdfunding unterstützt und dieses Buch erst ermöglicht haben.

Bei Anna, weil ich mir eine Welt ohne sie nicht vorstellen kann, für ihre Unterstützung im Grossen und Kleinen, früher und jetzt und immer. Bei meinen Eltern Nina und René, dafür, dass sie ihr Bestes gegeben haben und immer an mich glaubten und es immer noch tun.

Bei Marc, für die Begegnung.
Bei Jonathan für seine, immer so treffende, Kritik und beständige Freundschaft, die Nudelsuppen und die Pizzen. Bei Sirkka für die Telefonate und ihre Offenheit im Guten wie im Schlechten. Bei Maria, dass sie da war und ist, mit Rat und Tat und Ohr.

Bei Rahel für die Spaziergänge und Memes. Bei Fabi für ihre Hilfe beim Navigieren der Institutionen. Bei Susann Aepli für ihre Hilfe und dafür, dass sie glaubt, dass alles gut wird, auch wenn ich es gerade nicht glauben kann. Bei Susanne Kuhn, dass sie mir zeigte, wie ich gut zu meinem Körper sein kann.

Bei Lu für das iPad, ohne das dieses Buch viel weniger bunt wäre.
Bei Lisa, Ralf, Lea, Melanie, Michelle für ihre Kommentare in den Anfängen des Buches und ihre Ermutigung, weiterzumachen.

Bei meinen Freunden, die akzeptierten, dass ich mich zurückzog, um auf diese Reise zu gehen, von der ich nicht als die andere Maria zurückkehrte. Bei meiner Ateliergemeinschaft, dem Verein «NASA oder Sputnik».

Bei Micha, Tim, Milo, Zilla, Carlotta und Liv, dass ich bei ihnen lernen durfte, zu sein und sie mich sahen und willkommen hiessen, wie ich bin. Dass sie mir einen Ort boten, an dem ich die Stille finden konnte und mich selbst besser hörte.

Bei Auline, Margot und Melina von der Buchhandlung Paranoia City für ihre Unterstützung bei der Suche nach einem Verlag.
Bei Ricco Bilger für die Ermutigung.

Bei Iris Halbritter, meiner wunderbaren Lektorin, dass sie mir half, die richtigen Worte zu finden. Bei Annette Beger und Julian Forrer vom Kommode Verlag, für ihren Glauben an mein Projekt und ihre Unterstützung.

Bei Anneka Beatty für ihre Unterstützung bei der Grafik. Bei Corinne Hügli für das Korrektorat.

Und nicht zuletzt bei allen Machenden, Schreibenden, Musizierenden, Podcastenden und Forschenden, die mich durch die letzten Jahre trugen:

Katherine May, Laura James, Dr. Devon Price, Sally Rooney, Ocean Vuong, Michael Ende, Kae Tempest, Carolin Emcke, Hannah Gadsby, Fançois Jullien. Porridge Radio, Idles, Lord Kesseli and the Drums, Leonard Cohen, Jehnny Beth, Jeans for Jesus, Anika, blackmidi. Krista Tippett, Alie Ward, Jad Abumraud und Robert Krulwich, Stefanie Preissner, Robyn Steward und Jamie Knight, Barry Prizant und Dave Finch, Becca Lory Hector, Tony Attwood.

QUELLEN

1. DEFINITION

1 Attwood, Tony (2012): Ein ganzes Leben mit dem Asperger-Syndrom: Von Kindheit bis Erwachsensein – alles was weiterhilft (2. Auflage). Stuttgart: Trias. Seite 15, 42.
2 Attwood, Tony (2012): Ein ganzes Leben mit dem Asperger-Syndrom: Von Kindheit bis Erwachsensein – alles was weiterhilft (2. Auflage). Stuttgart: Trias. Seite 185, 390.

2. ENTDECKUNG

1 Attwood, Tony (2012): Ein ganzes Leben mit dem Asperger-Syndrom: Von Kindheit bis Erwachsensein – alles was weiterhilft (2. Auflage). Stuttgart: Trias. Seite 59.
2 Price, Dr. Devon (2022): Unmasking Autism: The Power of Embracing our Hidden Neurodiversity, London: Monoray. Seite 33.
3 Price, Dr. Devon (2022): Unmasking Autism: The Power of Embracing our Hidden Neurodiversity, London: Monoray. Seite 62.

3. ENTHUSIASMEN

1 Attwood, Tony (2012): Ein ganzes Leben mit dem Asperger-Syndrom: Von Kindheit bis Erwachsensein – alles was weiterhilft (2. Auflage). Stuttgart: Trias. Seite 220.

4. KOGNITIVE FÄHIGKEITEN

1 Attwood, Tony (2012): Ein ganzes Leben mit dem Asperger-Syndrom: Von Kindheit bis Erwachsensein – alles was weiterhilft (2. Auflage). Stuttgart: Trias. Seite 284.
2 Attwood, Tony (2012): Ein ganzes Leben mit dem Asperger-Syndrom: Von Kindheit bis Erwachsensein – alles was weiterhilft (2. Auflage). Stuttgart: Trias. Seite 285.
3 Spek, Annelies (2012): Achtsamkeit für Menschen mit Autismus: Ein Ratgeber für Erwachsene mit ASS und deren Betreuer (1. Auflage). Bern: Hogrefe AG.
4 Attwood, Tony (2012): Ein ganzes Leben mit dem Asperger-Syndrom: Von Kindheit bis Erwachsensein – alles was weiterhilft (2. Auflage). Stuttgart: Trias. Seite 291f.
5 Attwood, Tony (2012): Ein ganzes Leben mit dem Asperger-Syndrom: Von Kindheit bis Erwachsensein – alles was weiterhilft (2. Auflage). Stuttgart: Trias. Seite 292.

5. SENSORISCHE SENSIBILITÄT

1 Simone, Rudy (2017): Aspergirls: Die Welt der Frauen und Mädchen mit Asperger. Weinheim: Beltz. Seite 43.
2 Price, Dr. Devon (2022): Unmasking Autism: The Power of Embracing our Hidden Neurodiversity, London: Monoray. Seite 114.
3 Attwood, Tony (2012): Ein ganzes Leben mit dem Asperger-Syndrom: Von Kindheit bis Erwachsensein – alles was weiterhilft (2. Auflage). Stuttgart: Trias. Seite 327.
4 Price, Dr. Devon (2022): Unmasking Autism: The Power of Embracing our Hidden Neurodiversity, London: Monoray. Seite 125.

6. SPRACHE

1 Attwood, Tony (2012): Ein ganzes Leben mit dem Asperger-Syndrom: Von Kindheit bis Erwachsensein – alles was weiterhilft (2. Auflage). Stuttgart: Trias. Seite 257.
2 Attwood, Tony (2012): Ein ganzes Leben mit dem Asperger-Syndrom: Von Kindheit bis Erwachsensein – alles was weiterhilft (2. Auflage). Stuttgart: Trias. Seite 257.
3 Attwood, Tony (2012): Ein ganzes Leben mit dem Asperger-Syndrom: Von Kindheit bis Erwachsensein – alles was weiterhilft (2. Auflage). Stuttgart: Trias. Seite 257.
4 Attwood, Tony (2012): Ein ganzes Leben mit dem Asperger-Syndrom: Von Kindheit bis Erwachsensein – alles was weiterhilft (2. Auflage). Stuttgart: Trias. Seite 61.
5 Simone, Rudy (2017): Aspergirls: Die Welt der Frauen und Mädchen mit Asperger. Weinheim: Beltz. Seite 182.
6 Müller, Linus: Echolalie bei Menschen im Autismus-Spektrum: Ratgeber. Autismus-Kultur. https://autismus-kultur.de/autismus/echolalie-autismus.html [abgerufen am 07.05.2021].

7. GEFÜHLE

1 Attwood, Tony (2012): Ein ganzes Leben mit dem Asperger-Syndrom: Von Kindheit bis Erwachsensein – alles was weiterhilft (2. Auflage). Stuttgart: Trias. Seite 164.
2 Price, Dr. Devon (2022): Unmasking Autism: The Power of Embracing our Hidden Neurodiversity, London: Monoray. Seite 126.
3 Attwood, Tony (2012): Ein ganzes Leben mit dem Asperger-Syndrom: Von Kindheit bis Erwachsensein – alles was weiterhilft (2. Auflage). Stuttgart: Trias. Seite 168.
4 Attwood, Tony (2012): Ein ganzes Leben mit dem Asperger-Syndrom: Von Kindheit bis Erwachsensein – alles was weiterhilft (2. Auflage). Stuttgart: Trias. Seite 169.

5 Wikipedia contributors: Anxiety. Wikipedia. https://en.wikipedia.org/wiki/Anxiety [abgerufen am 04.06.2021].
6 Attwood, Tony (2012): Ein ganzes Leben mit dem Asperger-Syndrom: Von Kindheit bis Erwachsensein – alles was weiterhilft (2. Auflage). Stuttgart: Trias. Seite 172.
7 Meltdowns and shutdowns (2021). Ambitious about Autism. https://ambitiousaboutautism.org.uk/information-about-autism/behaviour/meltdowns-and-shutdowns [abgerufen am 04.06.2021].
8 Meltdowns | Autism Wiki | Fandom (2020). Autism Wiki. https://autism.wikia.org/wiki/Meltdowns [abgerufen am 04.06.2021].
9 Shutdowns | Autism Wiki | Fandom (2020). Autism Wiki. https://autism.wikia.org/wiki/Shutdowns [abgerufen am 04.06.2021].
10 Dealing with the Aftermath of an Autistic Meltdown (2020). Psychology Today. https://www.psychologytoday.com/us/blog/women-autism-spectrum-disorder/202010/dealing-the-aftermath-autistic-meltdown [abgerufen am 04.06.2021].
11 The 4Fs: A Trauma Typology in Complex PTSD (o. D.): Pete Walker, M.A. Psychotherapy. http://pete-walker.com/fourFs_TraumaTypologyComplexPTSD.htm [abgerufen am 27.03.2022].
12 Recognizing the C-PTSD-Based Fawn Response (o. D.): PACEsConnection. https://www.pacesconnection.com/blog/the-trauma-response-of-fawning-aka-people-pleasing-part-one [abgerufen am 27.03.2022].
13 Attwood, Tony (2012): Ein ganzes Leben mit dem Asperger-Syndrom: Von Kindheit bis Erwachsensein – alles was weiterhilft (2. Auflage). Stuttgart: Trias. Seite 178.
14 Autistic Burnout (2020). Seattle Children's. https://www.seattlechildrens.org/ globalassets/documents/health-and-safety/autism/autism_206_raymaker_slides.pdf [abgerufen am 04.06.2021].

8. SOZIALES

1 Attwood, Tony (2012): Ein ganzes Leben mit dem Asperger-Syndrom: Von Kindheit bis Erwachsensein – alles was weiterhilft (2. Auflage). Stuttgart: Trias. Seite 70.
2 Attwood, Tony (2012): Ein ganzes Leben mit dem Asperger-Syndrom: Von Kindheit bis Erwachsensein – alles was weiterhilft (2. Auflage). Stuttgart: Trias. Seite 72.
3 Attwood, Tony (2012): Ein ganzes Leben mit dem Asperger-Syndrom: Von Kindheit bis Erwachsensein – alles was weiterhilft (2. Auflage). Stuttgart: Trias. Seite 117.
4 Attwood, Tony (2012): Ein ganzes Leben mit dem Asperger-Syndrom: Von Kindheit bis Erwachsensein – alles was weiterhilft (2. Auflage). Stuttgart: Trias. Seite 115.
5 Gadsby, Hannah; Shamash, Jenney (Produzentinnen); Parry, Madeleine (Regie) (2020): Douglas. https://www.netflix.com/title/81054700 [abgerufen am 09.10.2022]

9. MOTORIK

1 Attwood, Tony (2012): Ein ganzes Leben mit dem Asperger-Syndrom: Von Kindheit bis Erwachsensein – alles was weiterhilft (2. Auflage). Stuttgart: Trias. Seite 309.
2 Attwood, Tony (2012): Ein ganzes Leben mit dem Asperger-Syndrom: Von Kindheit bis Erwachsensein – alles was weiterhilft (2. Auflage). Stuttgart: Trias. Seite 314.

10. UMGANG

1 Stimming (2021). wikipedia.org. https://en.wikipedia.org/wiki/Stimming [abgerufen am 04.06.2021].
2 Miserandino, Christine (2013): The Spoon Theory. https://butyoudontlooksick.com/articles/written-by-christine/the-spoon-theory/ [abgerufen am 07.08.2021].
3 Spek, Annelies (2012): Achtsamkeit für Menschen mit Autismus: Ein Ratgeber für Erwachsene mit ASS und deren Betreuer (1. Auflage). Bern: Hogrefe AG.

11. DIVERSITÄT

1 Emcke, Carolin (2018): Gegen den Hass, (3. Auflage). Frankfurt am Main: Fischer. Seite 97.
2 Wikipedia-Autoren (2004): Neurodiversität, Wikipedia, [online] https://de.wikipedia. org/wiki/Neurodiversit%C3%A4t [abgerufen am 17.08.2021].

Maria Zimmermann, geboren 1991 in Zürich, studierte Vermittlung von Kunst und Design an der Zürcher Hochschule der Künste. Ihre Diplomarbeit, das Buch *299 Kleider*, publizierte sie selbst, und ihre Arbeit *#fridgelove* wurde im Gewerbemuseum in Winterthur ausgestellt. Seit 2018 ist sie als Textilkünstlerin tätig und bringt unter dem Label *Alles wird gut*. kleine Stickereien unter die Menschen. Ihre grösseren Werke zieren Plattencovers, Jacken und Wände. Durch die Entdeckung ihres Autismus inspiriert, beschloss sie, das Thema sprachlich und illustratorisch in ihrem Debüt *Anders nicht falsch* zu behandeln.

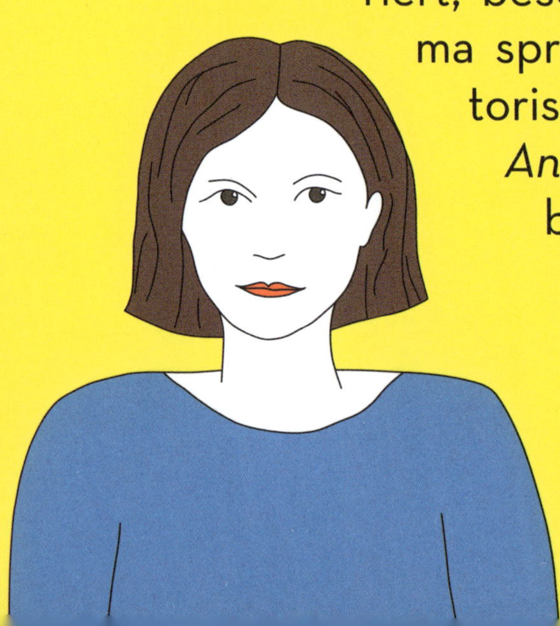

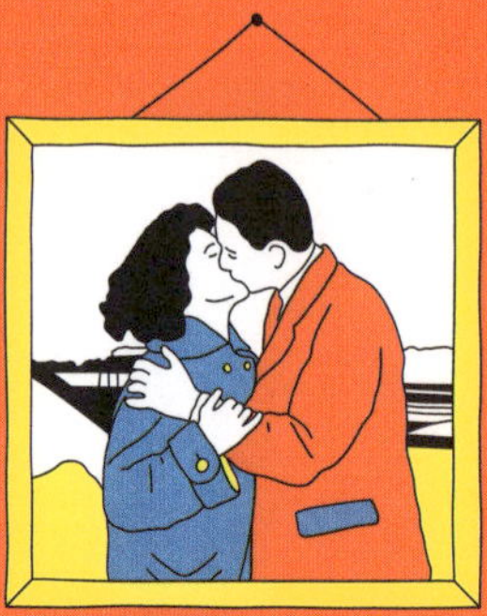